GLIM基準に対応

パズルで紐解く病態別栄養療法

吉田 貞夫 著

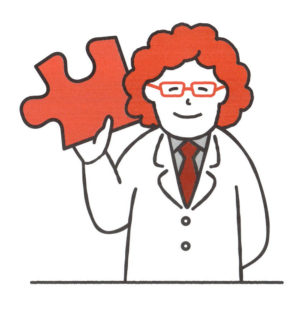
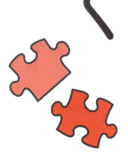

じほう

病態に即した栄養療法を行うために

　令和6年度診療報酬改定において，回復期リハビリテーション病棟入院料1の算定要件で「GLIM基準による低栄養の診断」を行っていることが必須となるなど，低栄養に対する栄養管理の重要性がますますクローズアップされるようになりました。回復期リハビリテーション病棟はもちろん，急性期病棟，その他の医療機関や介護施設などにおいても，低栄養を早期に発見し，適切な対策を行うことで，合併症を防ぎ，アウトカムを改善させる可能性があると考えられています。

　GLIM基準による低栄養の診断を行う前には，MNA®-SFやMUSTなどのツールによるスクリーニング・アセスメントを行うとされています。多くの病院では，これまで低栄養のスクリーニング・アセスメントは管理栄養士が行っていました。しかし，GLIM基準の導入に際し，管理栄養士がGLIM基準による診断を行うこととなり，入院患者の低栄養のスクリーニング・アセスメントを行う管理栄養士のマンパワーが不足したことで，看護師が担当することとなったという話をよく耳にします。そうした経緯で，低栄養のスクリーニング・アセスメントを新たに担当することになった方も少なくないかもしれません。

　栄養管理を定着させるという観点では，こうした変化は大きなチャンスです。さまざまな職種が携わることにより，栄養管理が治療やケアに不可欠なもの，より身近なものという認識が広まる可能性があります。そして，これまで栄養管理に直接携わる機会がなかった医療・介護従事者も，これを機会に，自ら学んでみようというきっかけになるかもしれません。実際に栄養管理を学んでみると，それが患者さんのアウトカムに大きく関連しており，栄養に関する問題点を解決するには，さまざまな職種の情報とノウハウを結集する必要があるということに改めて気づくはずです。

　治療のアウトカム，ケアの効果を改善するためには，病態に応じた適切な栄養管理が必要です。疾患，重症度，年齢，併存疾患（コモビディティ），患者さんの日常生活動作（ADL）やサルコペニア，フレイルも含む身体機能など，さまざまな要素を考慮し，治療目標，ケアプランを立て，その目標やプランに少しでも近づくことができるように具体的な治療，ケア内容を決定します。また，栄養管理でも，合併症の発症を防ぐことも大切です。合併症を防ぐためには，病態や低栄養，治療に関する深い理解が求められます。そして，治療，ケアが思うように進んでいかなかった際の代替案の選択肢を複数準備しておく，つまり，多くの「引き出し」をもつことも必要です。

　この書籍の第3章は「月刊薬事」の連載で取り上げたもので，薬剤師の方向けに書きました。薬剤師のみなさんのなかにも，栄養管理について関心をもっていただく方が増えていることは，とてもありがたいことだと思っておりました。しかし，この連載で書いた内容は，薬剤師の方

だけでなく，さまざまな職種の方にも読んでいただきたい内容がたくさん含まれています。今回，より幅広い職種の方に読んでいただけるよう，一冊の書籍にまとめて出版させていただくことになりました。

すでに栄養サポートチームの一員として活躍するみなさんはもとより，栄養管理は大切だと思っているものの，院内あるいは施設内で相談する機会もなく，一人で悩んでいたというみなさんにも，ぜひ参考にしていただきたいと思っております。

各章の内容を執筆するにあたり，筆者なりに，国内や海外の文献を検索し，エビデンスやコンセンサスに基づいた内容になるよう最大限の配慮を行いました。しかしながら，栄養管理の分野においても，日々新しい知見が報告され，絶え間ない発展，更新が行われています。この書籍の内容をとおして，読者の皆さんが常に新しい知識を追い求め，自己研鑽を継続する一助としていただけることを願ってやみません。

最後に，筆者自身，栄養管理に携わるなかで，他職種の多くのみなさんとの交流の機会をいただき，患者さんやご家族からも喜んでいただけたという貴重な経験もすることができました。そのようなとき，「栄養管理に携わっていてよかった」，「自分の知識，技術が役に立ててよかった」と心から思うことができました。この書籍を読んだ方が，一人でも多く同じような体験をすることができることを願っております。

2024年12月

吉田　貞夫
ちゅうざん病院 副院長
沖縄大学／金城大学 客員教授

目　次

第1章　低栄養患者を見逃さない　すぐにできる栄養評価法

1. 栄養スクリーニング・アセスメントの基礎知識 ... 2
2. 栄養スクリーニング・アセスメントツールの特徴と使い方 ... 10
3. GLIM基準による低栄養診断 ... 30

第2章　栄養療法を紐解くために知っておきたいピース

1. 体液バランス ... 38
2. 電解質の異常 ... 44
3. サルコペニア・フレイル ... 50

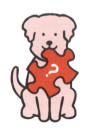

第3章　パズルで紐解く病態別栄養療法

❶ 糖尿病患者の血糖を改善させるために
必要なピースはどれ？ —————————————— 62

❷ 慢性腎臓病に適切に対応するために
必要なピースはどれ？ —————————————— 70

❸ 低ナトリウム血症に適切に対応するために
必要なピースはどれ？ —————————————— 78

❹ 慢性閉塞性肺疾患の低栄養に適切に対応するために
必要なピースはどれ？ —————————————— 86

❺ 長期絶食に適切に対応するために
必要なピースはどれ？ —————————————— 96

❻ 肝硬変に適切に対応するために
必要なピースはどれ？ —————————————— 106

❼ 慢性便秘症に適切に対応するために
必要なピースはどれ？ —————————————— 116

❽ 胃がん術後の低栄養に適切に対応するために
必要なピースはどれ？ —————————————— 128

❾ 高齢者の摂食障害に適切に対応するために
必要なピースはどれ？ —————————————— 142

❿ 肺炎に適切に対応するために
必要なピースはどれ？ —————————————— 156

⓫ 心不全の低栄養に適切に対応するための
ピースはどれ？ —————————————— 170

⓬ 敗血症に適切に対応するために
必要なピースはどれ？ —————————————— 180

本書のご利用にあたって

本書の記載内容が最新かつ正確であるよう最善の努力をしておりますが，診断・治療法，医薬品添付文書・インタビューフォーム等は最新の知見に基づき変更されることがあります。そのため，本書を利用される際は十分な注意を払われるようお願い申し上げます。

株式会社じほう

第 1 章

低栄養患者を見逃さない すぐにできる栄養評価法

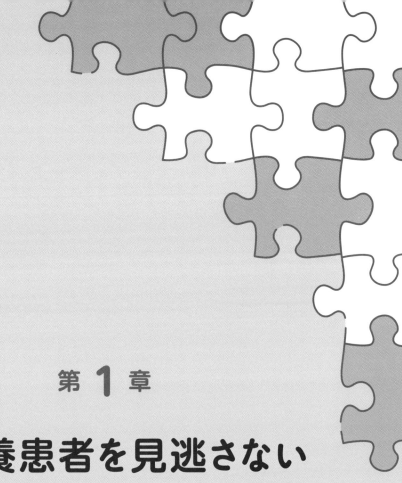
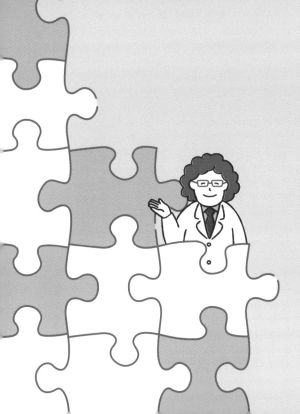
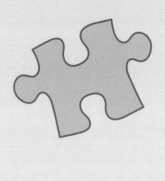

第1章 低栄養患者を見逃さない すぐにできる栄養評価法

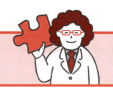

1 栄養スクリーニング・アセスメントの基礎知識

栄養スクリーニング・アセスメントはなぜ行うの？

　日々，多くの人が医療，介護などのサービスを利用しますが，それぞれ多種多様な疾患を抱え，低栄養のリスクを有する人も隠れています。だからこそ私たちは，食事摂取量の低下や体重減少を把握することにより，低栄養を早期に発見し，適切なケアを開始すること，低栄養による合併症を防止することが必要です。また，栄養管理は多職種で連携しながら，低栄養を客観的な情報として共有することが必要です。

　第1章では，低栄養患者を探し出し，どの程度の低栄養状態であるのかを評価・診断するために必要な情報を一緒に整理していきましょう。

栄養スクリーニング〜治療までの全体像

　低栄養の治療を開始するには，一般的に多くの対象者のなかから，低栄養のリスクのある方を抽出（スクリーニング）し，低栄養といえるかを評価（アセスメント）し，治療を開始するために診断を確定するという手順が必要です（図1）。

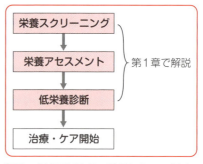

図1 低栄養患者の治療・ケアの流れ

栄養スクリーニング・アセスメントの目的

- 多数の利用者のなかから低栄養患者をみつける
- さまざまな疾患を抱える患者のなかから低栄養患者をみつける
- 食事摂取量の把握
- 体重減少の把握
- 低栄養の早期発見
- ケアの開始
- 合併症防止
- 多職種連携

🧩 栄養スクリーニング・アセスメントの基礎知識

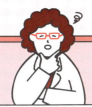

栄養スクリーニング・アセスメントの パズルクイズ

それでは，先ほど挙げた今回の栄養スクリーニング・アセスメントを行う目的として考慮すべき点をピースに喩え，パズルを完成させましょう。周囲8ピースに栄養スクリーニング・アセスメントの目的として考慮するべき要点をはめ込みました。

第1章

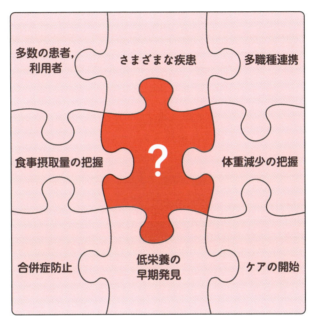
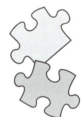

Q この8ピースの目的を達成し，栄養スクリーニング・アセスメントを適切に行うための一手を考えたとき，🧩 に当てはまるピースは何でしょう？最もよいと思われるピースを，下の4つから一つ選んでください。

Ⓐ 対象者にあったツールを使用する
Ⓑ スクリーニングとアセスメントはどちらかのみ行えばよい
Ⓒ 栄養アセスメントは医師，管理栄養士が行うべきである
Ⓓ 低栄養以外も陽性となるような特異度の低いツールは使用しない

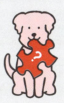

> みなさんにはあまりにも簡単過ぎたでしょうか？
> 解き方は，この章の最後を確認してみてくださいね！

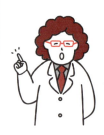

これまでとこれからの栄養評価

これまで日本に普及してきた栄養スクリーニング・アセスメント

　読者のみなさんのなかには，いままで，栄養アセスメントを行う役割だった方もいれば，アセスメントは他の職種が行い，その後の治療プロセスに携わってきたという方もいると思います。せっかくの機会なので，ここで，栄養スクリーニングやアセスメントについて整理してみたいと思います。これを読めば，院内で，栄養スクリーニング・アセスメントの達人とよばれるかもしれませんヨ。

　いままで，みなさんの施設では低栄養のアセスメントをどのように行っていましたか？　主観的包括的評価（Subjective Global Assessment：SGA）や簡易栄養状態評価（Mini Nutritional Assessment：MNA®，Mini Nutritional Assessment-Short Form：MNA®-SF）などを用いていたという施設も多いかもしれません。介護施設に従事されている方は，介護保険で指定された『栄養ケア・マネジメント』のシートを用いていたケースもあるかと思います。

これからはGLIM基準による低栄養診断も必要

　令和6年度の診療報酬，介護報酬の改定で，これらに加えて，GLIM基準による低栄養診断というものを追加しないといけなくなったという施設もあるでしょう。GLIM基準による低栄養診断は，何の前触れもなく突然に診療報酬，介護報酬に収載された感覚もありましたので，日本全国の関係各位が「GLIM基準って何？」，「どうしたらいい？」と，ざわめいたように見受けられました。

　いままで行ってきた栄養アセスメントと，GLIM基準による低栄養診断はどう違うのでしょうか？　また，栄養スクリーニング，栄養アセスメント，低栄養診断はどこが違うのでしょうか？　この章ではそうしたみなさんのモヤモヤを解決したいと思います。

栄養スクリーニング・アセスメントの基礎知識

栄養スクリーニングの基礎知識

栄養スクリーニングとは

　数の多い集団から，栄養不良のリスクのある症例を探し出すのが栄養スクリーニングです。栄養スクリーニングは，低栄養のリスクのある人，低栄養のリスクのありそうな人をまとめて大きくふるい分けする作業ともいえます。この際，ふるい分けられた人が実際に低栄養のリスクには該当しなくても，まったく問題ありません。むしろ，低栄養のリスクのある人を正確に選びだそうとして，リスクのある人を誤ってふるい落とし，見逃してしまうことのほうが問題です。

　例えば，毎日何十人も新しい患者さんが入院されるような大きな病院で，新規入院患者さんのなかから，低栄養リスクのある患者さんを探し出すことを想定してみてください。こうした場合まずは，短時間で効率よく低栄養リスクのある患者さんを探し出す必要がありますよね。この作業こそが典型的な栄養スクリーニングです(図2)。

病院・薬局における低栄養リスクのある患者を見逃さないためのポイント

(1)病院

　大きな病院にはたくさんの診療科があり，なかには低栄養の患者さんのいる割合が低い診療科もあるかもしれません。入院の目的によっても，低栄養リスクのある患者さんの割合がそれほど高くない場合もあります。例えば，手指の手術のために入院する患者さん，スポーツ外傷で関節の手術をする患者さん，胆嚢結石で胆嚢摘出術を行う患者さん，白内障の手術や頭痛の検査のために入院する患者さんなどは，たいてい栄養状態には問題ないかもしれません。しかし，なかには高齢だったり，2型糖尿病や心不全などの併存疾患があったり，食欲の低下があったり…，さまざまな理由で低栄養状態の患者さんがまぎれこんでいるかもしれません。そうした低栄養リスクのある患者さんをもらさずに探し出すことが栄養スクリーニングの目的です。

(2)保険薬局

　保険薬局であれば，さまざまな疾患の患者さんが来局されますよね。うっ血性心不全や慢性呼吸器疾患など，疾患が原因で低栄養のリスクがある患者さんもいると思いますし，たまたま上気道炎や皮膚疾患などに罹患し来局された患者さんが，みるからに痩せていて，低栄養状態なのではないかと思うこともあるかもしれません。そのとき，保険薬局の薬剤師が「これは低栄養かもしれない」と気づいて，本人や家族に注意喚起することができれば，やがて主治医や関連職種のケアにつながり，低栄養の進行を防止できる可能性があります。もしも「低栄養かもしれないけど，きっと主治医や看護師は気づいているに違いない。自分からは言わないでおこう」と躊躇してしまうと，誰も低栄養に気がつけず，やがて重度の低栄養となり，トイレま

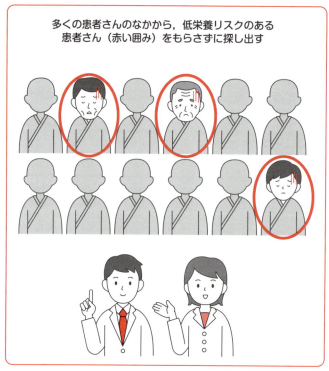

図2 新規入院患者における栄養スクリーニングのイメージ

で歩けない，日中もベッドで寝ているといった日常生活動作（activities of daily living：ADL）の低下を招くかもしれませんし，誤嚥性肺炎などの疾患を発症し，命に関わるようなことにつながるかもしれません。

　冒頭でもお伝えしましたが，このように，低栄養のリスクを見逃さないことが栄養スクリーニングで最も重要なポイントです。「おや？」と思ったときには，簡便で感度のよいスクリーニングツールを用いて，客観的な検証を行うことが必要です。

栄養スクリーニングは量的アプローチ

　栄養スクリーニングは，集団の人数が多ければ多いほど威力を発揮します。例えば，地域住民のなかから，低栄養の方を探し出すという業務を考えてみてください（図3）。数千人，数万人のなかから，数百人程度の低栄養の方を探し出す場合，1人あたりにあまり多くの時間と手間をかけるわけにはいきません。1人あたり3分とした場合，1,000人で延べ50時間，同条件で10分とした場合では167時間必要となります。そこで，なるべく簡便に，短時間で行える方法が必要です。特別な検査を行うなどして1人あたりのコストが発生すると，数千人，数万人の評価を行うためには，多額の費用が必要です。低コスト，できることなら0円で行える方法が望ましく，多くの人数を評価するためには，マンパワーも必要となるため，誰でも簡単に扱

栄養スクリーニング・アセスメントの基礎知識

えるスクリーニングツールである必要があります。

多くの人数を評価する場合，精度の高い評価はどうしても困難です。その代わり，少しでもリスクがある場合は，スクリーニング陽性と判定できるような高い検出感度が必要です。つまり，精度は犠牲にしても，高い検出感度の方法を用いるほうがよいということです。栄養スクリーニングは「質より量」，つまり「量的アプローチ」です。

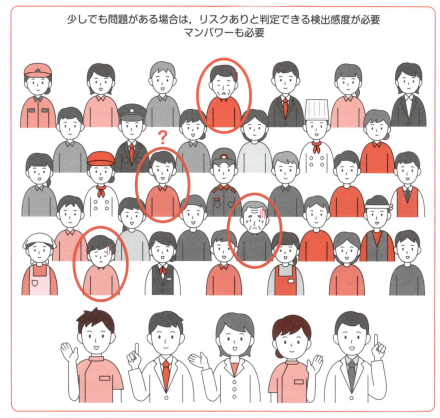

図3　地域住民の栄養スクリーニングのイメージ

栄養スクリーニングでは多数の集団のなかから"低栄養リスクのある症例を見逃さない"ということが最も重要です。

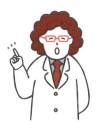

栄養アセスメントの基礎知識

栄養アセスメントとは

　低栄養の可能性があると判断された症例で，その症例が実際に低栄養といえるのかどうか，低栄養だとすると，どんな原因で，どの程度栄養状態に問題があるのかを評価するのが，栄養アセスメントです。

　例えば，入院されたAさんが低栄養の可能性があるとした場合，実際にどのくらいの体重減少があったのか，食事摂取量が減少していたかどうか，低栄養の原因となる疾患の既往はあるか，疾患以外の低栄養の原因はあるかなど，さまざまな情報を確認します。それらの情報を総合し，基準と照らしあわせて，低栄養かどうかを判定します**(図4)**。低栄養または低栄養のリスクと判定された場合は，低栄養を改善するまたは低栄養を防ぐための対策が検討されます。

栄養アセスメントは質的アプローチ

　低栄養を改善する，または低栄養を防ぐための検討を適切に行っていくためには，低栄養かどうかを正確に判定する必要があります。つまり，アセスメントではある程度の精度が重要です。そうした意味で，栄養アセスメントは「量より質」，つまり「質的アプローチ」です。

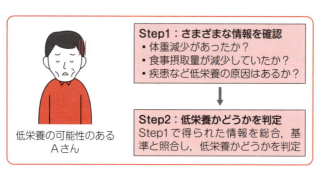

図4　入院患者の栄養アセスメント

栄養スクリーニング・アセスメントの基礎知識

栄養スクリーニング・アセスメントの両面を兼ね備える評価ツール

　みなさんの施設で用いられていたSGAやMNA®-SFなどは，栄養アセスメントツールの一つと考えられると思います。栄養アセスメントは，栄養スクリーニングに続くセカンドステップとして行われる場合もありますが，病院などでは，スクリーニングを兼ねたファーストステップとして行うこともあると思います。実際，スクリーニングとアセスメントの境界線はあまり明確ではありません。使用するツールでスクリーニングとアセスメントを分けるという考え方もあるかもしれませんが，MNA®-SFなどは，スクリーニングにもアセスメントにも使用できると考えられています。そしてSGAはアセスメントのみではなく，これまで診断にも使用されてきました。

ここまでのおさらい

○栄養スクリーニングの要点
- 多数の集団から低栄養のリスクのある症例を探すこと（量的アプローチ）
- 簡便なツールを用いて，短時間，低コストで多数の症例を評価することが必要

○栄養アセスメントの要点
- 低栄養の可能性があると判断された症例で，どんな原因で，どの程度栄養状態に問題があるのかを評価する（質的アプローチ）
- より多くの指標を用いて，精度の高い評価が必要

○栄養スクリーニング・アセスメントの境界は明確ではない
- 栄養アセスメントは，栄養スクリーニングに続くセカンドステップとする場合もあれば，スクリーニングを兼ねたファーストステップとして行うこともある
- MNA®-SFのようにスクリーニングにもアセスメントにも使用できる評価ツールもある

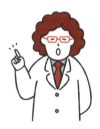

第1章 低栄養患者を見逃さない すぐにできる栄養評価法

2 栄養スクリーニング・アセスメントツールの特徴と使い方

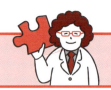

先ほどの栄養スクリーニング・アセスメントの説明のなかで，おそらくみなさんが使用されてきたツールとして，主観的包括的評価（Subjective Global Assessment：SGA），簡易栄養状態評価表（Mini Nutritional Assessment：MNA®, Mini Nutritional Assessment Short-Form：MNA®-SF）などを例に挙げましたが，このほかにもさまざまな栄養スクリーニング・アセスメントツールが開発され，使用されてきました。

ここからは現在，主に使用されている栄養スクリーニング・アセスメントツールの特徴や使い方について整理していきます。

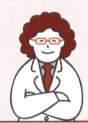

 栄養スクリーニング・アセスメントツール使用時のポイント

対象者にあった最適なツールを用いる

一般の成人，高齢者，ICUや一般病棟に入院する症例，人間ドックの受診者へ行う場合などバラエティに富んだ対象者に対して，すべて同じ指標で，同一に評価することはできません。それぞれの栄養スクリーニング・アセスメントツールの特徴を理解して，対象者に最も適したツールを使用することが大切です。

スクリーニング・アセスメント両面に使用できるものがある

それぞれのアセスメントツールは，アセスメントと名づけられているにもかかわらず，スクリーニングに使用できるものもありますし，逆にスクリーニングと名づけられているにもかかわらず，診断前のアセスメントに使用できるものもあります。先ほど，スクリーニングとアセスメントの境界線はあまり明確ではないと解説させていただいたとおりです。くれぐれも「名前」だけで判断しないように気をつけてください。

栄養スクリーニング・アセスメントツールの特徴と使い方

MNA®・MNA®-SF

使用場面・対象者

　MNA®やMNA®-SF[1)-4)]は，ヨーロッパを中心に開発された高齢者のための栄養アセスメントツールです。したがって，原則65歳以上の対象者に限って使用します。

開発の背景・使用時の注意点

　MNA®，MNA®-SFの開発には，1万人以上のデータが使用されたそうです[5)]。こうした多数の対象者を解析した科学的なデータから作り上げられた栄養アセスメントツールのため，使用にあたって一部を改変する，対象者以外に使用するといった本来の使用法以外での使用は厳しく制限されています。MNA®，MNA®-SFの一部の質問だけを抜き出して使用するのも不適切ということになります。余談ですが，ワタクシが日本にMNA®，MNA®-SFを普及させるための仕事をさせていただいた際，点数を記入する枠を大きくするといったことすらいったん断られてしまいました。キビシいです…。

MNA®（フルバージョン）よりMNA®-SFが世界で推奨されるワケ

　もともとは，18項目30点満点のバージョン（MNA®またはMNA®フルバージョン）が使われていましたが，2009年に6項目14点満点のMNA®-SFが発表され，現在ではこのMNA®-SFが主に使われています。MNA®-SFが発表された際も，18項目のバージョンとの相関，整合性を評価するために，2,000人以上のデータが使用されました[6)]。
　ここで，MNA®（フルバージョン）とMNA®-SFについて少し解説します。「6項目14点満点のMNA®-SFはスクリーニング，18項目30点満点のフルバージョンはアセスメント」と書かれている文献もありますが，これはあまり正しくないようです。MNA®-SFが世に送り出された当初，その普及のための仕事に携わらせていただき，開発者の先生方から直接話を聞くことができたワタクシの経験からお話させていただきます。2009年にMNA®-SFが発表された際，多数の高齢者のデータが使用され，フルバージョンとの相関，整合性が検証されたため，開発した研究者の方々の意見では，MNA®-SFの結果はフルバージョンと一致するので，アセスメントの効率を上げるために，今後はMNA®-SFの使用を推奨するということでした。開発した関係者の間では，「フルバージョンのほうが低栄養をより正確に把握できる」という考え方は存在していないようです。日本でも，特殊な場合を除いて，MNA®-SFの普及を行うという方針になりました。フルバージョンのMNA®には，日本人の食生活とは若干かけ離れた質問があることもMNA®-SFを推奨する一因です。

MNA®-SF の評価項目からみる特徴

　MNA®-SFでは，食事摂取量の減少，過去3カ月の体重減少，歩行・移動の可否，精神的ストレス・急性疾患の有無，認知症・うつ状態の有無，BMIまたはふくらはぎの周囲長（CC）の6項目をチェックし，「栄養状態良好」，「低栄養のおそれあり（at risk）」，「低栄養」の3段階に分類します（図1）。MNA®-SFは，各項目を点数化し，合計点数で判定を行うため，客観的な評価が可能です。管理栄養士のほか，医師，看護師，薬剤師，セラピストなど多職種によるアセスメントが可能で，評価者による判定結果のばらつきが少ないことも大きな特徴です。評価にかかる時間も数分で，簡便なため，栄養スクリーニングにも使用することができます。

64歳以下には使用しない

　先ほど，MNA®やMNA®-SFは，原則65歳以上の高齢者に特化した栄養アセスメントであると解説しました。64歳の人には使用してはいけないのでしょうか？　逆に，スポーツで体を鍛えて，歳より20歳以上若くみえる高齢者でも同じように使用してよいのでしょうか？　ギモンは残ります。65歳未満の対象者への使用について，以前，開発に関わった研究者の一人に質問してみたことがあります。その答えは二つの理由から「No」でした。一つの理由は「開発のために用いたデータが65歳以上の高齢者で，65歳未満のデータは含まれていないため」とのことでした。冒頭で記載した「多数の対象者を解析した科学的なデータから作り上げられた栄養アセスメント」という点にとことんこだわっていることが伺えます。そして，もう一つの理由は，高齢者に特有の「うつ状態や認知症の有無」に着目した点です[7]。うつ状態や認知症は食事摂取量の低下につながり，高齢者の栄養状態に多大な影響を及ぼすことが知られており[8]-[10]，MNA®-SFでは，うつ状態や認知症による食事摂取量低下の問題を重要視しています。

BMI算出不能時のアセスメント方法

　MNA®-SFでは，BMIが算出できない場合に，ふくらはぎの周囲長（CC）を用いてアセスメントを行うことができます。在宅で寝たきりの高齢者のように体重の測定が困難な場合や，円背のため身長が正確に測定できない場合でも，アセスメントを行うことができます。

評価結果に基づくケア

　MNA®-SFの結果に基づくケアの指針（図2）が示されています。これも高齢者に特化したアセスメントだからこそ提示できるものだと思います。低栄養あるいは低栄養のおそれありと判定され，体重減少が認められる場合は，経口補助食品（oral nutritional supplements：ONS）を400〜600kcal/日追加するなど，積極的なサポートを行うことが提唱されています[11]。MNA®-SFを用いたアセスメント法について詳しく解説したガイドブックも出版されています[11]。

🧩 栄養スクリーニング・アセスメントツールの特徴と使い方

MNA®
Mini Nutritional Assessment
簡易栄養状態評価表

NNI Nestlé Nutrition Institute

姓：　　　　　　　　　　　　　　　　　　　　名：

性別：　　　　　　年齢：　　　　　　体重（kg）：　　　　　身長（cm）：　　　　　日付：

下の欄に適切な数値を入力すると、それらを加算したスクリーニング値が算出されます。

スクリーニング

A　過去3ヶ月間で食欲不振、消化器系の問題、そしゃく・嚥下困難で食事量が減少しましたか？
　　0 = 著しい食事量の減少
　　1 = 中等度の食事量の減少
　　2 = 食事量の減少なし

B　過去3ヶ月間で体重の減少がありましたか？
　　0 = 3 kg 以上の減少
　　1 = わからない
　　2 = 1〜3 kg の減少
　　3 = 体重減少なし

C　移動についてお答えください。
　　0 = 寝たきりまたは椅子を常時使用
　　1 = ベッドや椅子を離れられるが、歩いて外出はできない
　　2 = 歩いて外出できる

D　過去3ヶ月間で精神的ストレスや急性疾患を経験しましたか？
　　0 = はい　　　　2 = いいえ

E　神経・精神的問題の有無
　　0 = 高度認知症またはうつ状態
　　1 = 軽度の認知症
　　2 = 精神的問題なし

F1　BMI [体重(kg)]÷[身長(m)]²
　　0 = BMIが19未満
　　1 = BMIが19以上、21未満
　　2 = BMIが21以上、23未満
　　3 = BMIが23以上

BMIがわからない場合は、F1の代わりにF2に回答してください。
F1に回答されている場合は、F2には回答しないでください。

F2　ふくらはぎの周囲長(cm)：CC
　　0 = 31 cm未満
　　3 = 31 cm以上

スクリーニング値 (最大：14ポイント)

12〜14 ポイント：栄養状態良好
8〜11 ポイント：低栄養のおそれあり
0〜7 ポイント：低栄養

保存
印刷
リセット

References
1. Vellas B, Villars H, Abellan G, *et al*. Overview of the MNA® - Its History and Challenges.*J Nutr Health Aging*.2006;**10**:456-465.
2. Rubenstein LZ, Harker JO, Salva A, Guigoz Y, Vellas B. Screening for Undernutrition in Geriatric Practice:Developing the Short-Form Mini Nutritional Assessment (MNA-SF).*J. Geront*.2001; **56A**:M366-377
3. Guigoz Y. The Mini-Nutritional Assessment (MNA®) Review of the Literature - What does it tell us?*J Nutr Health Aging*.2006; **10**:466-487.
4. Kaiser MJ, Bauer JM, Ramsch C, et al. Validation of the Mini Nutritional Assessment Short-Form (MNA®-SF):A practical tool for identification of nutritional status.*J Nutr Health Aging*.2009; **13**:782-788.

Registered trademark of Société des Produits Nestlé S.A. © Société des Produits Nestlé SA 1994, Revision 2009.
MNA - Japan/Japanese - Version of 21 Feb 2024 - ICON.
ID 0295-TR-245382 / MNA_AU2.0_jpn-JP_21FEB2024

図1　MNA®-SF

〔Nestre Nutrition institute：Mini Nutrial Asessment MNA®（https://www.mna-elderly.com/sites/default/files/2024-10/MNA_AU2.0_jpn-JP_21FEB2024.pdf）より許諾を得て転載〕

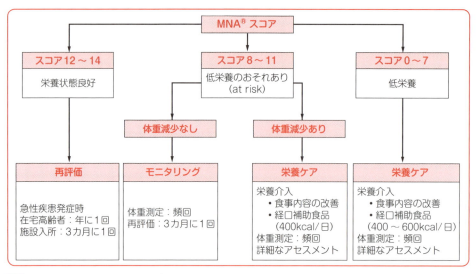

図2 MNA®-SFの結果に基づくケアの指針

〔雨海照祥・監：高齢者の栄養スクリーニングツール MNAガイドブック, 医歯薬出版, 2011より〕

> **MNA®・MNA®-SFのポイント**
> - ☑ 65歳以上の高齢者のための栄養アセスメントツール
> - ☑ MNA®-SFが主に使用されている
> - ☑ BMIが不明な場合には「ふくらはぎ周囲長」を用いたアセスメントも可能
> - ☑ アセスメント結果に応じた指針もある

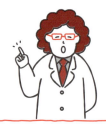

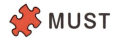 MUST

使用場面・対象者

　MUST（Malnutrition Universal Screening Tool）**(図3)**[12)-14)]は英国静脈経腸栄養学会（British Association for Parenteral and Enteral Nutrition：BAPEN）が開発した評価ツールです。こちらは，高齢者に限らず，入院患者や外来患者，介護施設入所者，地域住民など幅広い対象者に使用できます。ここ最近，GLIM基準による低栄養診断を行う前段階のスクリーニングとして，65歳未満の症例の栄養アセスメントにMUSTを使用するようになった施設も少なくないようです。

栄養スクリーニング・アセスメントツールの特徴と使い方

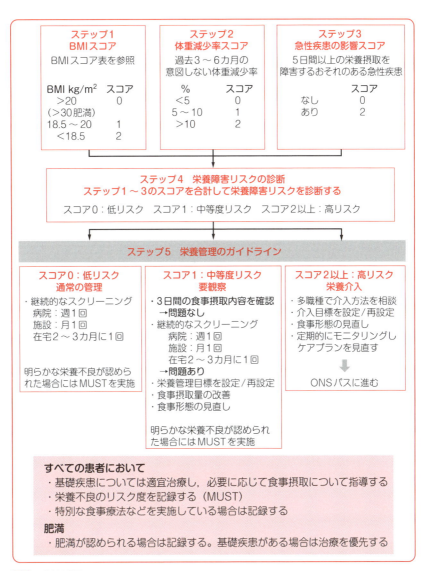

図3 MUST

（British Association for Parenteral and Enteral Nutrition（BAPEN）: Malnutrition Universal Screening Tool. 2003／British Association for Parenteral and Enteral Nutrition（BAPEN）: THE'MUST' EXPLANATORY BOOKLET. A Guideto the'Malnutrition Universal Screening Tool'（'MUST'）for Adults. 2011より作成）

開発の背景

MUSTもMNA®，MNA®-SF同様，科学的データをもとに開発されたアセスメントツールです。2007〜2010年にかけて，英国，アイルランドの入院患者，施設入所者，メンタルヘルスユニット入所者などおよそ3万人のデータが使用されました[15)-17)]。

評価項目からみる特徴

　MUSTでは，BMI（ステップ1），過去3～6カ月の意図しない体重減少率(ステップ2)，5日間以上の栄養摂取を障害するおそれのある急性疾患(ステップ3)をそれぞれ点数化し，その合計から，栄養状態を「低リスク」,「中等度リスク」,「高リスク」の3段階に分類します(ステップ4)。判定結果に応じた栄養管理ガイドライン(ステップ5)が設定されており，中等度リスクの症例に対しては継続的なスクリーニング，食事摂取量の改善，食事形態の見直しなどを行うことが，高リスクの症例に対しては，多職種での検討(栄養サポートチームとの連携など)，食事摂取量の改善，食事形態の見直し，ONSの追加などを行うことが提唱されています。MUSTも点数制を採用しているため，客観的な評価が可能で，簡便なため，栄養スクリーニングとしても使用することができます。

MUSTのポイント

- ☑ 幅広い対象者に使用できる栄養アセスメントツール
- ☑ 5ステップに分かれ，点数制を採用した評価形式
- ☑ 客観的な評価が可能か，簡便なため，栄養スクリーニングツールとしても使用できる

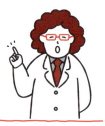

SGA

使用場面・対象者

　SGA (図4)は，1980年代に開発されたアセスメントツールです[18]。開発後まもなくわが国でも紹介され，入院患者の栄養アセスメントなどに広く使用されてきました。現在でも，栄養アセスメントのスタンダードなツールの一つとして，ロングランを続けています。

評価項目からみる特徴

　SGAでは，体重変化，食事摂取状況の変化，消化器症状，身体機能，疾患と代謝ストレス，皮下脂肪の減少，筋肉量の減少，浮腫(くるぶし，仙骨部)，腹水といった評価項目から，栄養状態を「栄養状態良好」，「中等度の栄養不良」，「高度の栄養不良」の3段階に分類します。

栄養スクリーニング・アセスメントツールの特徴と使い方

A　病歴

1.体重の変化

過去6カ月間の体重減少　：＿＿kg，減少率＿＿％

過去2週間の変化　　　　：増加□，変化なし□，減少□

2.平常時と比較した食物摂取状況の変化

変化なし□

変化あり：期間＿＿週　＿＿月

タイプ　：不完全な固形食□　完全液体食□　低カロリー液体食□　絶食□

3.消化器症状（2週間以上連続しているもの）

なし□　嘔気□　嘔吐□　下痢□　食欲不振□

4.身体機能

機能不全なし□

機能不全あり：期間＿＿週　＿＿月

タイプ　　　：労働に制限あり＿＿　歩行可能□　寝たきり□

5.疾患，疾患と栄養必要量の関係

初期診断：＿＿＿＿＿＿＿＿＿＿＿＿＿＿＿＿＿＿＿

代謝要求/ストレス：なし□　軽度□　中等度□　高度□

B　身体所見

（各項目を次の尺度で評価すること：0＝正常，1＋＝軽度，2＋＝中等度，3＋＝高度）

皮下脂肪の減少（三頭筋，胸部）　　　＿＿

筋肉量の減少（大腿四頭筋，三角筋）＿＿

踝部浮腫＿＿　仙骨部浮腫＿＿　腹水＿＿

C　主観的包括的評価

栄養状態良好　　　　　　　　　　　　A□

中等度の栄養状態（または栄養不良の疑い）　B□

高度の栄養不良　　　　　　　　　　　C□

図4　SGA

〔Detsky AS, et al：JPEN J Parenter Enteral Nutr, 11：8-13, 1987より〕

　SGAの大きな特徴は，低栄養による体液の貯留を評価することです。くるぶし，仙骨部の浮腫，腹水などが認められる場合，栄養不良と判定される要因となります。ところで，腹水は評価項目に入っているのに，胸水は評価項目に入っていないのはなぜ？　と思う方もいるかもしれません。確かに，腹水が貯留している症例で，胸水も貯留していることは少なくありません。しかし，胸水は，肺炎や肺がんなどによる炎症の影響で貯留することも少なくないため，SGAの評価項目には含まれていないのだと思います。

SGAの問題点

オリジナルの方法では，最終的な判定は評価者の主観により行います。文字どおり「主観的包括的評価」です。したがって，評価者が適切な診断を導き出すためには低栄養に関する専門的な知識，そして事前のトレーニングが必要です。トレーニングを行っていたとしても，評価者によって結果に若干のズレが生じる場合があります。また，SGAでは，低栄養によって生じた症状から評価を行うため，軽度の栄養不良や初期の低栄養を見落としやすい点も指摘されていました。

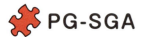
PG-SGA

使用場面・対象者

こうしたSGAの問題点を改善するため，点数制の評価を行うPG-SGA（Patient Generated Subjective Global Assessment）が開発されました[19]。PG-SGAは，がん患者の栄養アセスメントのスタンダードに位置づけされ，その後，さまざまな疾患でも使用されるようになりました。

評価項目からみる特徴

PG-SGAでは，まず患者自ら，身体，体重，体重変化（0～1点），食事摂取量の変化（0～5点），症状（0～24点），身体活動と機能（0～3点）の4項目の質問に回答します。ここまでの4項目の評価を，PG-SGA・SF（short form，短縮版）とよぶことがあります。

その後，評価担当者が，疾患と栄養必要量との関係（0～7点），代謝による必要量の増加（0～9点），筋肉量の減少，皮下脂肪の減少，浮腫（くるぶし，仙骨部），腹水などの体組成の変化（0～3点）を評価し，合計点より判定を行います。疾患では，がん，後天性免疫不全症候群（AIDS），呼吸器疾患または心疾患による悪液質，慢性腎不全，褥瘡，開放創または瘻孔，外傷といった栄養状態に影響を与えることが予測される具体的な項目が示されています。また，65歳以上の場合は1点が加算されます。代謝による必要量の増加は，がんの患者のためのアセスメントとして開発されたこともあり，発熱やステロイドの使用量で評価します。白血球数やCRPなど，その他の炎症の指標は採点には含まれません。

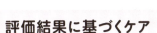 栄養スクリーニング・アセスメントツールの特徴と使い方

評価結果に基づくケア

合計点が0～1点は定期的に再評価，2～3点は症状や検査値に基づき，必要に応じて，管理栄養士，看護師，またはその他の医療者による患者および家族への教育，4～8点は症状に基づき，看護師または医師と連携して管理栄養士によるケアを開始，9点以上は緊急で症状のマネジメント，栄養サポートを行うことが推奨されています。

SGA，PG-SGAは，習熟すれば短時間で判定を行うことができますが，スクリーニングというよりは，むしろアセスメントとしての使用が適しています。最終的な判定結果が「中等度の栄養不良」「高度の栄養不良」と，診断に近い形になることから，GLIM基準とならんで，低栄養の診断を行うツールとしても使われています。

● PG-SGA（日本語版）のURL・二次元コード
https://pt-global.org/wp-content/uploads/2019/01/PG-SGA-Japanese-19-011-v01.27.19.pdf
（2024年12月アクセス）

SGA・PG-SGAのポイント

- ☑ SGAは入院患者のための栄養アセスメントツール。評価者の主観により最終的な評価が行われる
- ☑ PG-SGAはさまざまな疾患で使用され，特にがん患者でスタンダードな栄養アセスメントツール。点数制による評価が行われる
- ☑ どちらも習熟すれば短時間での判定ができるが，スクリーニングというよりはむしろアセスメントとしての使用が適する
- ☑ 最終的な判定結果が「中等度の栄養不良」「高度の栄養不良」と診断に近い形になるため，GLIM基準とならんで，低栄養の診断を行うツールとしても使われている

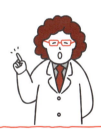

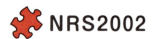# NRS2002

使用場面・対象者

NRS(Nutritional Risk Screening)2002**(図5)**[20]は，欧州臨床栄養代謝学会(European Society for Clinical Nutrition and Metabolism：ESPEN)が提唱した入院患者用の栄養スクリーニング・アセスメントツールです。発表されたのは20年以上前ですが，よくみていただくと，現在のGLIM基準に近い構造をもっていて，GLIM基準のプロトタイプといっても差し支えないかもしれません。したがって，GLIM基準による診断を行う前のスクリーニングに使用すると，評価項目が偏って，低栄養の見落としが増える可能性があります。

評価項目からみる特徴

NRS2002はBMI，体重減少，食事摂取量の減少のほかに，急性疾患の重症度を反映させているのが最大の特徴です。初期スクリーニング項目のなかに，「集中治療などを要する重症の疾患があるか？」の質問があり，重症の疾患がある症例では，より詳細な判定を行う仕組みになっています。ICUなどの重症患者や，術前・術後の症例，がんの症例の栄養スクリーニング・アセスメントに適しています。

初期スクリーニングで1項目でも該当した場合は，栄養不良の有無，疾患の重症度の詳細な判定を行います。栄養不良の有無(0～3点)，疾患の重症度(0～3点)の点数を合計し判定しますが，年齢が70歳以上の場合は低栄養のリスクが高いと考えられ，さらに1点を追加します。合計が3点以上の場合，低栄養のリスクと判定され，栄養ケアプランを作成し，ケアを開始します。3点未満の場合も，1週間ごとに初期スクリーニングを行うことが推奨されています。大手術を予定している症例では，リスクを回避するために，予防的な栄養ケアプランを検討します。

NRS2002のポイント

- ☑ 入院患者のための栄養スクリーニング兼アセスメントツール
- ☑ 急性疾患の重症度も考慮した栄養評価
- ☑ ICU患者や術前・術後の症例

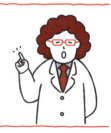

栄養スクリーニング・アセスメントツールの特徴と使い方

a 初期スクリーニング

項目	回答	
1　BMI20.5kg/m² 未満か	Yes	No
2　最近 3 カ月で体重減少があったか	Yes	No
3　前週に食事摂取量の減少があったか	Yes	No
4　集中治療などを要する重症の疾患があるか	Yes	No

・1 つでも Yes があった場合：最終スクリーニングを行う
・すべて No であった場合　　：1 週間ごとに再評価

大手術を予定しているような症例では，術後の合併症などのリスクを避けるための栄養ケアを検討する

b 最終スクリーニング

○栄養不良の有無

栄養状態は正常	なし　（0 点）
最近 3 カ月の体重減少＞ 5%，前週の食事摂取量が通常の 50 〜 75%	軽度　（1 点）
最近 2 カ月の体重減少＞ 5%，または BMI18.5 〜 20.0kg/m² で全身状態不良または前週の食事摂取量が通常の 25 〜 60%未満	中等度　（2 点）
最近 3 カ月の体重減少＞ 5%（最近 3 カ月の体重減少＞ 5%），または BMI18.5 〜 20.0kg/m² で全身状態不良または前週の食事摂取量が通常の 0 〜 25%未満	重度　（3 点）

○疾患の重症度

通常の栄養摂取でよい	なし　（0 点）
大腿骨骨折，慢性疾患の急性増悪（肝硬変，慢性閉塞性肺疾患，長期の透析，糖尿病，がん）	軽度　（1 点）
腹部の大手術，脳血管障害，重症肺炎，白血病などの血液がん	中等度　（2 点）
頭部外傷，骨髄移植，ICU 管理（APACHE スコア＞ 10）	重度　（3 点）

年齢が 70 歳以上ならさらに 1 点追加

・栄養不良の有無，疾患の重症度，年齢の点数の合計が 3 点以上
　→栄養状態は at risk と考えられ，栄養ケアを開始する

・合計点が 3 点未満
　→ 1 週間ごとに再評価を行う

大手術を予定しているような症例では，術後の合併症などのリスクを避けるための栄養ケアを検討する

図5　NRS2002

〔Kondrup J, et al : Clin Nutr, 22 : 415-421, 2003より〕

NUTRICスコア，修正NUTRICスコア

使用場面・対象者

　NUTRIC（Nutrition Risk in the Critically ill）スコア[21]，修正NUTRIC（modified NUTRIC：mNUTRIC）スコア[22]は，ICU患者のために開発され，検証が行われた栄養リスク評価ツールです。NUTRICスコアでは，炎症の評価にIL-6が採用されていましたが，IL-6の測定は一般的ではないため，IL-6を除いた項目で評価を行う修正NUTRICスコア**(表1)**が提唱され，使用されています。

ICU患者に最適な理由

　ICUに入室する患者は，もともと問題なく日常生活を送っていて，突然疾患を発症した方や，事故などにより外傷を受傷した方が少なくありません。こうした症例では，入室時に体重減少はなく，直前まで食事摂取も問題なかったということも一般的です。通常使用するアセスメントツールで栄養アセスメントを行うと，栄養状態は問題なしと判定される場合が多いでしょう。しかし，重症の症例では，治療中，十分なエネルギーやたんぱく質の投与を行うことが難しいことも多く，治療を進めていくなかで低栄養によるさまざまな合併症をきたすおそれがあります。こうした低栄養による合併症リスクを判定するために開発されたのが，NUTRICスコア，修正NUTRICスコアです。

評価項目からみる特徴

　NUTRICスコア，修正NUTRICスコアでは，ICUで広く使用されている重症度評価のAPACHE（Acute Physiology And Chronic Health Evaluation）IIスコア[23]，臓器障害の指標になるSOFA（Sequential Organ Failure Assessment）スコア[24]がアセスメントに取り入れられています。そのほか，年齢，併存疾患数，入院からICU入室までの日数をそれぞれ点数化します。修正NUTRICスコアでは，合計点が5点以上は高得点，4点以下は低得点と分類されます。高得点と分類された症例は，死亡率の増加，人工呼吸器使用などの予後悪化のリスクがあり，栄養強化療法を行うことにより改善する可能性があるとされています。

栄養スクリーニング・アセスメントツールの特徴と使い方

表1 修正NUTRICスコア

評価項目	値の範囲	点数
Age 年齢（歳）	< 50	0
	50 ～ < 75	1
	≧ 75	2
APACEII（点）	< 15	0
	15 ～ < 20	1
	20 ～ 28	2
	≧ 28	3
SOFA（点）	< 6	0
	6 ～ < 10	1
	≧ 10	2
併存疾患数	0 ～ 1	0
	≧ 2	1
入院からICU入室までの日数	0 ～ < 1	0
	≧ 1	1

合計点	分類	解釈
5 ～ 9	高得点	▶ 死亡率の増加、人工呼吸器使用などの予後悪化と関連 ▶ 栄養強化療法により改善する可能性
0 ～ 4	低得点	▶ 低栄養のリスクは低い

〔Rahman A, et al : Clin Nutr, 35：158-162, 2016より〕

修正NUTRICスコアのポイント

- ☑ ICU患者の低栄養による合併症リスク判定のために開発された栄養評価ツール
- ☑ NUTRICスコアの評価項目から炎症評価の項目（IL-6）を除いたものが修正NUTRICスコア
- ☑ 点数制による評価で，低得点（4点以下）と高得点（5点以上）に分類される
- ☑ 高得点の症例では栄養療法を強化することで予後悪化リスクを改善させる可能性がある

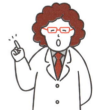

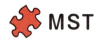
MST

使用場面，対象者

　MST（Malnutrition Screening Tool）は，オーストラリアの病院に入院した成人患者のデータに基づいて開発されたツールです**(表2)**[25]。発表されたのは1999年で，すでに25年以上が経過していますが，日本でも世界でも，まだあまり普及していないようです。しかし，体重減少と食事摂取量の2つの質問のみで構成され，その合計点で客観的に評価を行うという簡便さから，住民健診などで注目され始めているほか，GLIM基準による低栄養の診断を行う際のスクリーニングとして紹介され，再注目されているようです。

表2　MST

Q1　最近意図せず体重が減りましたか？	点数
いいえ	0
わからない	2
はい　→　0.9〜6.3 kg（2〜13 ポンド）減少	1
はい　→　6.4〜10.7 kg（14〜23 ポンド）減少	2
はい　→　10.8〜14.9 kg（24〜33 ポンド）減少	3
はい　→　15.0 kg（34 ポンド）減少	4
はい　→　何 kg 減少したかわからない	2
Q2　食欲が低下し，食事摂取量が減っていますか？	点数
いいえ	0
はい	1

合計点 0〜1点：低リスク
　　　 2〜3点：中等度リスク
　　　 4〜5点：高リスク

〔Ferguson M, et al : Nutrition, 15 : 458-464, 1999より〕

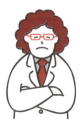

開発に使用したデータも少なく，質問はたったの2つ。体重減少率も算出していないのに，どうして感度や精度がよいのか…正直，謎ですね…

栄養スクリーニング・アセスメントツールの特徴と使い方

評価項目からみる特徴, 評価精度

　MSTの開発のもとになったデータは408人とそれほど多くなく, 質問はたった2項目のみで, 体重減少も体重減少率ではなく, 実際の重量の値 (kg) で採点します。そうした方法では, 体重90kgのやや肥満ぎみの人が4kg痩せた場合と, 体重40kgのもともと痩せた人が4kg痩せた場合の違いを見分けられないのでは？　と若干の疑問を感じます。しかし, 実際に使用した研究結果などをみると, 不思議なことに比較的精度が高いといわれています。ノルウェー保険局が医療, ケアサービスにおける栄養スクリーニング・アセスメントのガイドラインを2022年に改訂した際, MST, MNA®-SF, MUST, NRS2002の4つのアセスメントツールの比較検討を行いました[26), 27)]。その結果, MSTは中等度以上の信頼性があり, 汎用性が高いことが評価され, 4つのツールのうち最も高い推奨度を獲得しました。ノルウェーでは, MSTが18歳以上の成人の標準的な栄養スクリーニング・アセスメントツールと位置づけされています。確かにMNA®-SFのように, 65歳未満には使用できないなどの制限があると, スタンダードとして使用する際には若干のデメリットとなります。ただし, MSTの感度, 特異度, 精度などを算出する際に, ほとんどの論文が, 低栄養の基準として, 主観的包括的評価 (SGA, PG-SGA) を使用していました。SGA, PG-SGAのなかにも体重減少と食事摂取量の項目があるので, 結果が一致するのは, ある意味当然のことかもしれません。MSTとGLIMの結果を比較した論文では, 感度は56.7〜63.6％, 特異度は69.0〜96.8％でした。スクリーニングとして使用する際, 感度が低い点が若干気になります。

MSTのポイント

- ☑ 体重減少と食事摂取量の2項目による構成
- ☑ 点数制の客観的評価が行えるため, GLIM基準による低栄養診断前のスクリーニングツールとしても利用できる
- ☑ 客観的な評価が可能かつ簡便なため, 栄養スクリーニングツールにも使用できる

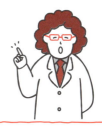

栄養スクリーニング・アセスメントツールの使い分け

　紹介した栄養スクリーニング・アセスメントツールの特徴と使い分けについて**表3**[28]にまとめます。それぞれのツールで，使用する対象者が異なることがよくわかります。また，BMIのカットオフ値が違うことにも注意が必要です。特にMNA®，MNA®-SFでは，低栄養を早期に発見し，サルコペニア，サルコペニア肥満などの進行を防止するため，あえてカットオフ値を高く設定しています。

　以上，解説したそれぞれのツールの特徴から，ワタクシの考えるそれぞれの栄養スクリーニング・アセスメントツールの使用用途を図にしてみました**(表4)**。ぜひ参考にしてみてください。

表3　さまざまな栄養スクリーニング・アセスメントツールの特徴と使い分け

	MNA® MNA®-SF	MUST	NRS2002	NUTRIC mNUTRIC
対象	65歳以上の高齢者 主に在宅高齢者や施設入所者	成人〜高齢者，入院患者，外来患者，施設入所者，地域住民など，比較的幅広く使用できる	入院患者，特に重症患者や術前・術後の症例，がんの症例など	ICU入院患者，重症患者，術後の症例など
判定手法	点数評価	点数評価	点数評価	点数評価
再評価の指針	あり	あり	一部あり	なし
体重，体重減少の評価	体重減少（kg），BMI	体重減少率，BMI	体重減少率，BMI	なし
BMIのカットオフ値	23kg/m² 体重減少を早期に検出し，サルコペニア，疾患の発生を防止するのが狙い	20kg/m²	18.5kg/m²	なし
その他の特徴	うつ状態や認知症の有無に注目している	―	急性疾患の重症度を反映させている	APACHEⅡスコア，SOFAスコアを取り入れている

	MST	SGA	PG-SGA
対象	成人〜高齢者 入院患者，その他の医療，ケアサービスで幅広く使用可能	成人〜高齢者 入院患者，外来患者，施設入所者などに幅広く使用可能	成人〜高齢者 もともとがん患者のために使用されたが，入院患者，外来患者，施設入所者などにも使用されている
判定手法	点数評価	主観的評価	点数評価＋主観的評価
再評価の指針	なし	なし	なし
体重，体重減少の評価	体重減少（kg）	体重減少率	体重減少率
BMIのカットオフ値	なし	なし	なし
その他の特徴	GLIMの結果と比較した論文では，感度が若干低い	軽度の低栄養が見逃がされやすい。栄養アセスメント，低栄養の診断ツールとして使用される。正確な判断には，専門的な知識が必要	症状，疾患，代謝により必要量の増加などはがん患者のための項目，配点と考えられる部分がある

〔吉田貞夫：これですぐ始められる！GLIMで低栄養診断 徹底解説．三輪書店，2025より〕

栄養スクリーニング・アセスメントツールの特徴と使い方

表4 それぞれの栄養スクリーニング・アセスメントツールの使用用途

	GLIM	栄養スクリーニング・アセスメントツール						
		MNA® MNA®-SF	MUST	NRS2002	NUTRIC mNUTRIC	MST	SGA	PG-SGA
栄養スクリーニング		●	●			●	●	
栄養アセスメント		●	●	●	●	●	●	●
低栄養診断	●						●	●

文献

1) Nestle Nutrition Institute：簡易栄養状態評価表（MNA-SF：Mini Nutritional Assessment-Short Form）（https://www.mna-elderly.com/sites/default/files/2021-10/mna-mini-japanese.pdf）
2) Vellas B, et al：Overview of the MNA --Its History and Challenges. J Nutr Health Aging, 10：456-463, 2006
3) Rubenstein LZ, et al：Screening for Undernutrition in Geriatric Practice: Developing the Short-Form Mini Nutritional Assessment（MNA-SF）. J Gerontol A Biol Sci Med Sci, 56：M366-M372, 2001
4) Guigoz Y：The Mini-Nutritional Assessment（MNA）Review of the Literature --What does it tell us? J Nutr Health Aging, 10：466-485, 2006
5) Guigoz Y, et al：Identifying the elderly at risk for malnutrition. The Mini Nutritional Assessment. Clin Geriatr Med, 18：737-757, 2002
6) Kaiser MJ, et al：Validation of the Mini Nutritional Assessment Short-Form（MNA-SF）: A practical tool for identification of nutritional status. J Nutr Health Aging, 13：782-788, 2009
7) Rubenstein LZ, et al：Comprehensive geriatric assessment（CGA）and the MNA: An overview of CGA, nutritional assessment, and development of a shortened version of the MNA. Nestle Nutr Workshop Ser Clin Perform Programme, 1：101-116, 1999
8) 吉田貞夫・編：認知症の人の摂食障害 最短トラブルシューティング 食べられる環境，食べられる食事がわかる．医歯薬出版，2014
9) 吉田貞夫：認知症で食べられなくなる原因は何？ 食べられなくなったらどうすればいいの？ ニュートリションケア2024年春季増刊 病院・介護保健施設・在宅で活用できる高齢者の栄養ケア ポイントBOOK．2024
10) 吉田貞夫：認知症の原因疾患とその特徴，リハビリテーション栄養における対応のポイント．リハビリテーション栄養，4：47-53，2020
11) 雨海照祥・監：高齢者の栄養スクリーニングツール MNAガイドブック．医歯薬出版，2011
12) British Association for Parenteral and Enteral Nutrition（BAPEN）: Malnutrition Universal Screening Tool. 2003（https://www.bapen.org.uk/pdfs/must/must_full.pdf）
13) British Association for Parenteral and Enteral Nutrition（BAPEN）: THE 'MUST'EXPLANATORY BOOKLET. A Guide to the'Malnutrition Universal Screening Tool'（'MUST'）for Adults. 2011（https://www.bapen.org.uk/pdfs/must/must_explan.pdf）
14) アボット：臨床栄養ハンドブック（2016年4月作成）（https://static.abbottnutrition.com/cms-prod/feedme.com/img/臨床栄養ハンドブック_2016.pdf）
15) Russell CA, et al：NUTRITION SCREENING SURVEY IN THE UK IN 2007. A report by BAPEN, 2008
16) Russell CA, et al：NUTRITION SCREENING SURVEY IN THE UK IN 2008. A report by BAPEN, 2009
17) Russell CA, et al：NUTRITION SCREENING SURVEY IN THE UK AND REPUBLIC OF IRELAND IN 2010. A report by BAPEN, 2011
18) Detsky AS, et al：What is subjective global assessment of nutritional status? JPEN J Parenter Enteral Nutr, 11：8-13, 1987
19) Ottery FD：Definition of standardized nutritional assessment and interventional pathways in oncology. Nutrition, 12（1 Suppl）: S15-S19, 1996
20) Kondrup J, et al：ESPEN guidelines for nutrition screening 2002. Clin Nutr, 22：415-421, 2003
21) Heyland DK, et al：Identifying critically ill patients who benefit the most from nutrition therapy: the development and initial validation of a novel risk assessment tool. Crit Care, 15：R268, 2011
22) Rahman A, et al：Identifying critically-ill patients who will benefit most from nutritional therapy: Further validation of the "modified NUTRIC" nutritional risk assessment tool. Clin Nutr, 35：158-162, 2016
23) Knaus WA, et al：APACHE II: a severity of disease classification system. Crit Care Med, 13：818-829, 1985
24) Vincent JL, et al：Use of the SOFA score to assess the incidence of organ dysfunction/failure in intensive care units: results of a multicenter, prospective study. Working group on "sepsis-related problems" of the European Society of Intensive Care Medicine. Crit Care Med, 26：1793-1800, 1998

25) Ferguson M, et al : Development of a valid and reliable malnutrition screening tool for adult acute hospital patients. Nutrition, 15 : 458-464, 1999
26) Totland TH, et al : Harmonization and standardization of malnutrition screening for all adults - A systematic review initiated by the Norwegian Directorate of Health. Clin Nutr ESPEN, 52 : 32-49, 2022
27) Paur I, et al : The Norwegian Directorate of Health recommends malnutrition screening tool (MST) for all adults. Clin Nutr ESPEN, 52 : 28-31, 2022
28) 吉田貞夫:これですぐ始められる！ GLIMで低栄養診断 徹底解説，三輪書店，2025

栄養スクリーニング・アセスメントツールの特徴と使い方

第1章

第1章 低栄養患者を見逃さない すぐにできる栄養評価法

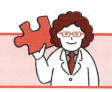

3 GLIM基準による低栄養診断

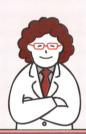

近年，診療報酬との関連で注目されているのがGLIM基準です。しかし，GLIM基準が発表されたのは2018年と，実は何年も前のことなのです。
さて，GLIM基準とはどのようなものなのでしょうか，低栄養の診断を行うとは，どういう意味があるのでしょうか。ここからはそうした点について解説したいと思います。

GLIM基準とは

　令和6年度の診療報酬改定により，回復期リハビリテーション病棟入院料を算定する病棟では，GLIM基準による低栄養の診断を行うことが必須要件または努力義務となりました。急性期一般病棟などでも，リハビリテーション・栄養・口腔連携体制が重視され，GLIM基準による低栄養の診断を行うことが望ましいと記載されています。こうした流れから，GLIM基準を導入することになった施設も多いと思います。「いままで行ってきたSGAやMNA®-SFではダメなの？」という声も聞かれました。

　GLIM基準が新たに定義しようとしているのは，低栄養を一つの疾患として診断し，治療するという考え方です。「栄養アセスメントも，低栄養を診断しているわけではないの？」と思われる方もいるかもしれません。実は「栄養アセスメントの判定結果＝栄養診断」ではないのです(図1)。

　低栄養の診断は，栄養アセスメントの結果を踏まえ，医師や管理栄養士などの専門職による判断によって行われます。栄養アセスメントの結果にエラーが含まれていないか，さまざまな病態と矛盾していないか，まぎれもなく低栄養と考えられ，

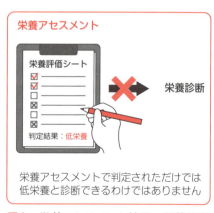

図1　栄養アセスメント結果＝栄養診断ではない

30

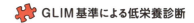

低栄養に対する治療，ケアが必要であるかどうかなどを総合的に判断します。

　低栄養と診断された症例は，適切な治療，ケアを行う必要があります。これは，細菌性肺炎と診断されたら，抗菌薬などによる治療を開始するのと同じことです(図2)。細菌性肺炎と診断されたにもかかわらず，抗菌薬などによる治療を行わず，状態が悪化したとすると，これは医療ミスといわれるかもしれません。低栄養が疾患名になったとすると，低栄養と診断されたにもかかわらず，栄養に関するケアを行わず，状態が悪化した場合，やはり，医療ミスといわれるようなことになる可能性があります。

　現在のところ，国際的な疾病分類であるICD分類[1), 2)]と，GLIM基準による低栄養診断は連携していません。しかし，GLIM基準による低栄養診断が普及することによって，低栄養を疾患名として治療を行う時代がくるかもしれません。

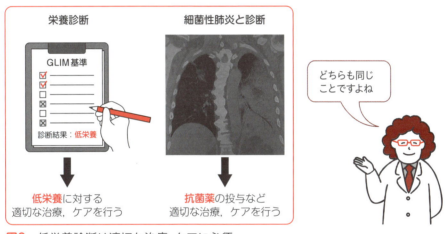

図2　低栄養診断は適切な治療，ケアに必須

GLIM基準による栄養診断の進め方・考え方 (図3)

　GLIM基準では，Ⓐ表現型とⒷ病因から低栄養の診断を行います。Ⓐ表現型の項目に1項目以上，Ⓑ病因の項目に1項目以上該当すると，低栄養と診断され，低栄養の重症度はⒶ表現型の項目を用いて診断します。

Ⓐ 表現型（身体の状態を観察・評価）

　GLIM基準による低栄養診断の第一段階はⒶ表現型です。体重やBMI，骨格筋量（筋肉量）の減少がないかを聞き取り，評価します。体重は栄養状態を評価するための必須項目です。最近意図しない体重減少があったか，体重がどのくらい減少したのかといったことも重要な情報

です。

　また，低栄養によるサルコペニアの有無を確認するため，骨格筋量を評価します。骨格筋量減少については，生体電気インピーダンス（bioelectrical impedance analysis：BIA）法，二重エネルギーX線吸収（dual-energy X-ray absorptiometry：DXA）法で測定することが望ましいとされますが，測定が困難な場合，CTやMRI画像の筋肉の断面積やふくらはぎ周囲長で評価を行ってもよいとされています。

Ⓑ 病因（低栄養の原因）

　第二段階で，体重や骨格筋量が減少した原因（病因）の評価を行います。低栄養の原因は，まずは，栄養素の摂取不足です。食事摂取量減少，消化吸収能が低下するような疾患がないかを評価します。また，エネルギー代謝が亢進し，相対的に栄養素が不足し，低栄養になることもあります。特に急性疾患，外傷による侵襲，心不全，慢性呼吸器疾患，がんなどによる慢性の炎症がある場合です。

Ⓒ 重症度の確認

　低栄養と診断された症例では，つづいて低栄養の重症度も診断します。重症度の診断には，Ⓐ表現型の3項目を使用します。アジア人でどの程度，骨格筋量が減少したら重度に該当するかといったコンセンサスが示されていないので，現時点では，各施設で判断するしかありません。重度の基準の3項目中1項目でも該当した場合，重度の低栄養と診断されます。

Ⓐ 表現型	Ⓑ 病因
意図しない体重減少 □ 6カ月以内に5%以上の体重減少 □ 6カ月以上で10%以上の体重減少 **低BMI（アジア人）** □ 18.5未満（70歳未満） □ 20未満（70歳以上） **筋肉量減少** □ BIAによるSMIで男性7.0kg/m²未満 　　　　　　　　　女性5.7kg/m²未満	**食事摂取量減少/消化吸収低下** □ エネルギー必要量の50%以下が1週間以上 □ 食事摂取量の低下が2週間以上 □ 消化吸収障害，慢性的な消化器症状 **疾患による炎症** □ 急性疾患/外傷などによる侵襲 □ 慢性疾患
□ 上記の一つ以上が該当	□ 上記の一つ以上が該当

かつ

→ □ 低栄養状態

Ⓒ 重症度の確認

	体重減少	低BMI	筋肉量減少
中等症	□ 過去6カ月以内で5〜10% □ 過去6カ月以上で10〜20%	―	□ 軽度〜中等度の減少
重症	□ 過去6カ月以内で10%以上 □ 過去6カ月以上で20%以上	□ 18.5未満（70歳未満） □ 20未満（70歳以上）	□ 重度の減少

図3　GLIM基準による低栄養診断の流れ

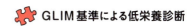 GLIM基準による低栄養診断

段階的なアプローチのメリット，デメリット

　初めに栄養スクリーニング，続いて栄養アセスメント，最終的に栄養診断と，段階的なアプローチを行うことによって，多数の対象者のなかから，低栄養のリスクのある方を漏れなく探し出し，詳しくアセスメントを行い，適切に診断，必要な方には治療やケアを行うというシステムを作り上げることができます**(図4)**。

メリットは効率よく，確実に治療・ケアの提供が可能

　こうしたシステムの最大のメリットは，仮に対象者が多くても効率よく運用ができ，必要な方には確実に治療，ケアを提供できることです。栄養スクリーニングは「質より量」が大切であるため，簡便に行うことができるツールを使用し，専門的な知識がないスタッフでもエラーなく行えるよう，マニュアルを整備するといった配慮が必要です。栄養スクリーニングにより対象者を絞り込み，人数を限定することによって「質的アプローチ」である栄養アセスメントをしっかり時間をかけて行うことができます。これにより得られた詳細な情報，病態の把握などをとおして，医師，管理栄養士などの専門職種による正確な栄養診断が行われるのです。

デメリットは感度の低下

　段階的なアプローチのデメリットは，感度の低下です。GLIM基準による診断の前に栄養スクリーニング/アセスメントを行う二段階評価を行った場合，直接GLIMによる診断を行った

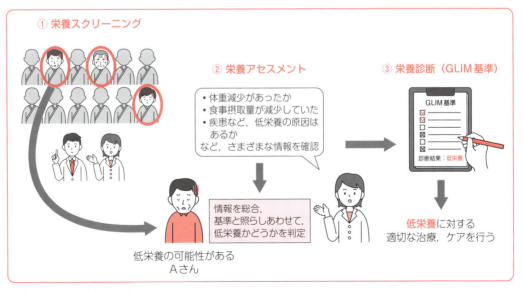

図4　段階的アプローチ

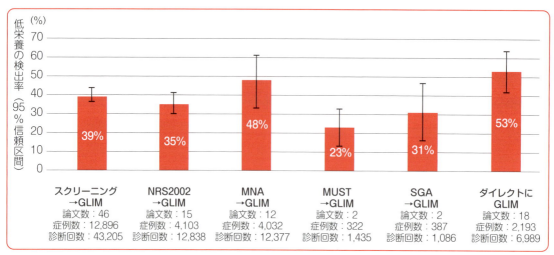

図5 二段階評価を行った場合と直接診断を行った場合の低栄養の検出率

〔Bian W, et al：Front Nutr, 10：1174945, 2023を参考に作成〕

　場合に比較し，低栄養の検出率が低かったというメタ解析結果があります**(図5)**[3]。二段階評価を行った研究は46報で，症例数は12,896名，診断を行った回数は43,205回，直接診断を行った研究は18報で，症例数は2,193名，診断を行った回数は6,989回で，それぞれ多くの症例が蓄積されています。それぞれ対象者が異なるので，直接比較することはできませんが，二段階評価時の低栄養の検出率は39％なのに対して，直接診断時の低栄養の検出率は53％で，かなり差があるように見受けられます。NRS2002の解説部分（20ページ）で，評価項目の偏りが感度の低下につながるのではないかと解説しましたが，やはり，NRS2002でスクリーニングを行った場合，低栄養の検出率が低いという結果です。

　こうした，各スクリーニング，アセスメントツールの特徴，組み合わせによって起こる問題を考慮しながら，栄養スクリーニング，栄養アセスメント，栄養診断を進めていくことが大切です。

🧩 GLIM基準による低栄養診断

Dr.吉田の選んだピースはこれ！

A 対象者にあったツールを使用する

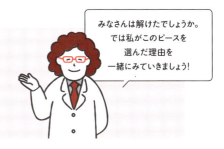
みなさんは解けたでしょうか。では私がこのピースを選んだ理由を一緒にみていきましょう！

🧩 冒頭のパズルの解き方

　高齢者，ICUに入室する患者，それぞれ低栄養となる背景や原因が異なります。対象者にあったスクリーニング，アセスメントツールを使用することが重要です。よって今回のパズルクイズの正解は，**Ⓐ対象者にあったツールを使用する**　です。

　スクリーニングに用いるツールは，効率よく判定を行う一方で，見逃しを防ぐために十分な感度が必要です。そのため，スクリーニングで低栄養のリスクと判定された人のなかには，詳しく評価すると低栄養ではなかったという人も含まれる（特異度は高くない）可能性があります。スクリーニングに続いて，詳細なアセスメントが必要です。したがってⒷスクリーニングとアセスメントはどちらかのみ行えばよい　とⒹ 低栄養以外も陽性となるような特異度の低いツールは使用しない　は誤りです。

　客観的なツールを用いることによって，専門的な知識がないスタッフでも栄養アセスメントは行うことができます。したがって，Ⓒ栄養アセスメントは医師，管理栄養士が行うべきである　も誤りです。これまで栄養管理に携わったことがないという方も，職種の壁を破って，チャレンジしてみてください。

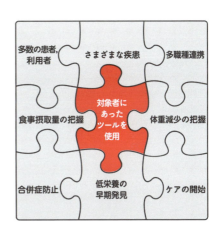

文献

1) 世界保健機関（WHO）：疾病及び関連保健問題の国際統計分類 第10回改訂版（ICD-10）；International Statistical Classification of Diseases and Related Health Problems, 2013
2) 世界保健機関（WHO）：国際疾病分類 第11回改訂版（ICD-11）；International Classification of Diseases 11th Revision, 2018（https://icd.who.int/）
3) Bian W, et al：Prevalence of malnutrition based on global leadership initiative in malnutrition criteria for completeness of diagnosis and future risk of malnutrition based on current malnutrition diagnosis: systematic review and meta-analysis. Front Nutr, 10：1174945, 2023

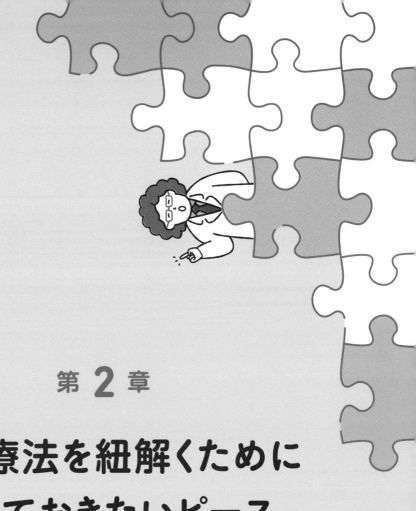

第 2 章

栄養療法を紐解くために知っておきたいピース

第2章 栄養療法を紐解くために知っておきたいピース

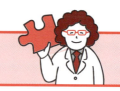

1 体液バランス

栄養管理を行ううえで，まずカギを握るのが，脱水・浮腫などの体液バランスと，さまざまな電解質の欠乏・過剰・相互作用です。
栄養療法を考えるために不可欠な4つのピースのうち，最初の1ピースである「体液バランス」の考え方を一緒に紐解いていきましょう！

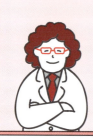

 脱水

1日の水分排泄量は予想以上に多い

われわれの体は，半分以上が水です。正確にいうと，年齢や体格により異なりますが，体重の50〜65％は水が占めています。また，健康な成人では，1日あたりの水分排泄量は，およそ2,500mLといわれています。したがって，必要な量の水分を補給するようにしないと，脱水や急性腎不全，横紋筋融解症といった恐ろしい合併症を発症する恐れがあります。

1日あたりの水分排泄量はおよそ2,500mLと書きましたが，ちょっと多すぎない？ と思った方がいるかもしれません。2,500mLのおおよその内訳は，尿から1,500mL，糞便中の水分100〜150mL，皮膚からの蒸発（不感蒸泄）が600mL，呼気からの不感蒸泄が300mLです。尿以外に排泄される水分が予想以上に多いことがおわかりいただけると思います。

水分排泄量の正確な評価は難しい？

（1）正確な評価は難しい？

水分排泄量は，年齢，腎機能，体調，水分摂取量などさまざまな状況で変化します。適切な量の水分を摂取するためには，その人がいまどのくらい水分を排泄しているかを確認する必要があります。しかし，臨床の現場では，水分排泄量のなかで最も多い尿量を正確に測定することはほとんどの場合で難しく，水分排泄量の正確な把握はそれほど簡単ではありません。例え

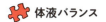

ば導尿カテーテルを留置中の症例であれば，日々の正確な尿量を測定することもできますが，オムツの重量を測ったところで，どうしても誤差が生じることは避けられません。さらに下痢をしている症例では，オムツの重量による測定は困難です。また，尿量は日々変動するので，患者の状態に応じて毎日再評価し，水分摂取量を修正することは，ICUのような特殊な環境以外ではなかなか困難です。

(2) 糞便中に含まれる水分量

続いて問題になるのは，糞便中に含まれる水分量です。糞便中の水分量は，一般的に，1日100～150mLといわれていますが，下痢をしている症例では，200mL以上の水分を損失していることがあります。

(3) 皮膚や呼気からの不感蒸泄量

皮膚や呼気からの不感蒸泄量も，体重や体温などによって変動することが知られています。不感蒸泄量は，体重1kgあたりおよそ15mLほど，といわれていますが，体温が1℃上昇すると，不感蒸泄量は200mL増加するといわれています。発熱がある場合の不感蒸泄量は，下記の式から推定します。

▶ **発熱がある場合の不感蒸泄量の推定式**

不感蒸泄量(mL) ＝ 体重(kg) × 15 ＋ 200 × 〔体温 − 36.8(℃)〕

> 体重40kgの場合
> 平熱時　40 × 15 ＝ 600
> 発熱時(38.8℃)
> 40 × 15 ＋ 200 × (38.8−36.8)
> ＝ 1,000

実際に計算してみると，体重40kgの人で，通常の体温の場合は600mL程度ですが，38.8℃の発熱時は1,000mLまで増加することがわかります。

呼気に含まれる水分の調節に重要な働きをしているのが，鼻です。気管切開を行っている症例では，吸気・呼気とも鼻を通過しないため，気道の加湿機能が低下しています。これにより，不感蒸泄量が増加し，脱水をきたしやすく，痰が粘稠で硬くなるなどの症状を呈することがあります。気管切開を行っている症例では，人工鼻や加湿器を使用することにより，呼気からの不感蒸泄量を120～200mL程度に減少させることもできるといわれています。

必要水分量・代謝水の算出

水分は，経口摂取で補給することができますが，実はほかにも，水分の供給源が存在します。それは糖質などのエネルギーを代謝することによって生じる水，代謝水です。例えば，ブドウ糖1mol（180g ＝ 720kcal）が代謝されると，6molの二酸化炭素とともに，6molの水（108mL）が生じます。健康な成人では，通常1日300～500mLほどの代謝水が生じ，排泄されているといわれています。必要水分量を厳密に算出する際には，代謝水の量を差し引いて考える必要があります。

▶ **必要水分量の推算式**

必要水分量＝尿量＋糞便に含まれる水分量＋不感蒸泄量－代謝水

代謝水の量は，代謝されるエネルギー量に比例します。おおむね，下記の式で推定することができます。

▶ **代謝水量の推算式**

代謝水（mL）＝ 13 ×代謝エネルギー量（kcal）÷ 100

> 代謝エネルギー量1日1,500kcalの場合
> 13 × 1,500 ÷ 100 ＝ 195mL

もっと簡略に，体重1kgあたり5mLとして計算する方法もあり，体重40kgの場合の代謝水量は200mLとなります。

臨床の現場では実用的に，水分摂取量を概算する方法が考案されています。また，年齢や性別による概算の水分摂取量も提唱されています**(表1)**[1]。

表1　概算の水分摂取量

○水分摂取量の概算

・30mL ×体重（kg）
・1mL ×エネルギー栄養摂取量（kcal）

○年齢や性別による概算の水分摂取量

若年男性	2,500mL/ 日
成人男性・若年女性	2,000mL/ 日
成人女性	1,800mL/ 日
高齢者	1,500mL/ 日
超高齢者	900 〜 1,200mL/ 日

水分摂取後のモニタリングも重要

実は，水分量の管理で最も重要なのは，必要な量を決めることではないのです。脱水の症例では，脱水が補正されたのか，水分が過剰となっていないかを確認し，摂取された水分量が適切だったかどうかを，常にモニタリングする必要があります。患者の状態を観察し，適宜，水分量を調整していくことが大切です**(表2)**[1]。

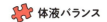
体液バランス

表2 水分量のモニタリングに必要な項目

脱水を疑わせる項目	水分過多を疑わせる項目
・皮膚，口腔内，腋下（脇の下）などの乾燥 ・脱力，意識障害 ・下痢をしている ・嘔吐を繰り返している ・胃液・腸液などのドレナージ ・尿量の減少 ・濃縮尿 ・血清尿素窒素，クレアチニンの上昇 ・脈拍の増加 ・血圧の低下 ・脈圧の増加（脈圧 70mmHg 以上） 　→ 拡張期血圧のみ低下した場合 ・多量の利尿薬を使用 ・投与量と無関係に尿量が多い 　（尿崩症，急性腎不全の利尿期） ・発熱（不感蒸泄の増加）	・浮腫 ・体重増加 ・動脈血酸素飽和度（SpO$_2$）の低下，呼吸数の増加，痰量の増加，喘鳴 　→ 心不全による呼吸状態の悪化が疑われる

〔吉田貞夫・編著：高齢者を低栄養にしない20のアプローチ MNAで早期発見 事例でわかる基本と疾患別の対応ポイント，メディカ出版，p36，2017より〕

脱水指標：BUN/Cre比の上昇

　脱水の際は，血清尿素窒素（BUN），血清クレアチニン（Cre）値がともに上昇しますが，BUNが著しく上昇するのに対して，Creの上昇には限度があり，BUN/Cre比が10以上となっていることが多いといわれています。脱水により血液の濃縮が起こると，尿素は腎尿細管から50％以上が再吸収されるため，BUNは著しく上昇すると考えられています。その一方で，Creは腎糸球体から濾過されて以降は再吸収されないため，血清Cre値の上昇は血液濃縮の影響による範囲にとどまります。こうした機序により，脱水時にはBUN/Cre比が上昇すると考えられています[2]。

脱水補正を上手に行うポイント

(1)状態に応じた補正ルートの決定

　脱水が認められる場合は，水分量を追加して，補正を行う必要があります。重症の脱水で，急速に補正が必要な場合は，輸液による補正を併用する必要があります。慢性で比較的軽症の脱水の場合には，経口で補給するか，経腸栄養の投与ルートから水分を補給することで補正することもできます。

(2)血清ナトリウム値も確認

　脱水の補正の際には，水のほかにナトリウムも喪失しているのかどうかに配慮する必要があ

ります（詳しくは78ページからの低ナトリウム血症の回で解説します）。

(3)水分過剰に注意すべき病態・背景

　脱水補正時，心不全や腎不全を合併した症例では，過剰の水分摂取により，浮腫や肺水腫などを発症し，病態を悪化させる可能性があるため，水分摂取が過剰とならないように配慮することが必要です。特に，高齢者の場合，潜在的に心不全や腎不全を合併していることも多く，1日の水分摂取量を体重1kgあたり20mL程度に制限するほうがよい場合もあります。

(4)脱水時のナトリウム喪失

　大量の下痢や嘔吐，発汗，イレウス，胃液・腸液などの消化液のドレナージなどによりナトリウムを喪失した場合，血清ナトリウム値が低値を示す，低張性脱水（ナトリウム欠乏性脱水）を発症します。治療には，生理食塩液の輸液や経口補水液（oral rehydration solution：ORS）などを経口または経腸栄養の投与ルートから補給します。世界保健機関（WHO）と国連児童基金（UNICEF）は，小児の下痢などを対象に，推奨される経口補水液の組成を提唱しています。わが国では，以前より，輸液用の電解質液の組成を参考にした顆粒の内服用電解質剤が使用されており，近年では経口補水液に近い組成の製品も市販されています。

　ナトリウムの喪失に比較し，水分を著しく多量に喪失した場合には，血清ナトリウム値は高値となり，高張性脱水（水欠乏性脱水）を発症します。多量の発汗，発熱などによる不感蒸泄の増加，高血糖による浸透圧利尿，尿崩症による尿量の増加などが原因となります。重症の脱水であることが多く，治療には5％ブドウ糖液の輸液を行うのが一般的です。

🧩 水分の過剰

　「過ぎたるは及ばざるがごとし」といいます。輸液や経腸栄養を行う際，心不全や腎不全を合併した症例では，水分量の過剰に配慮しないと，表2の「水分過多を疑わせる項目」で示した，浮腫，体重増加，動脈血酸素飽和度（SpO$_2$）の低下，呼吸数の増加，痰量の増加，喘鳴といった心不全症状などを発症することがあります。

　尿量を確認せずに一定量の輸液を継続すると，水分過剰をきたすことがあります。例えば，侵襲や炎症，感染，薬剤などの影響で急性腎障害をきたし，徐々に尿量が減少しているにもかかわらず，当初の輸液量を継続し，水分の過剰になる事例があります。

　また，炎症による血管透過性の亢進で，輸液した水分が組織（サードスペース）へ漏出していることがあります。この場合，輸液を行っても血管内の水分量は増加しないため，血管内脱水とよばれます。このような事例で，血圧を維持する，あるいは尿量を増加させるなどの目的で多量の輸液を行ってしまうと，やがて水分過多となり，表2の症状が出現することがあります。これらを予防するためには，カテコールアミンなどを併用し，血圧や尿量をコントロールする必要があります。

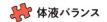 体液バランス

 第2章で押さえる4ピース

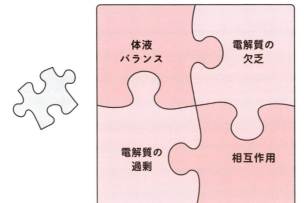

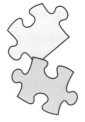

文献
1) 吉田貞夫：水分は最低どのくらい補給したらいいの？ 高齢者を低栄養にしない20のアプローチ MNAで早期発見 事例でわかる基本と疾患別の対応ポイント（吉田貞夫・編），メディカ出版，2017
2) 吉田貞夫・編著：経腸栄養 管理プランとリスクマネジメント．サイオ出版，2015

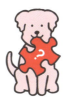

第2章 栄養療法を紐解くために知っておきたいピース

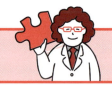

2 電解質の異常

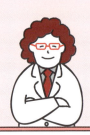

栄養療法を考えるうえで「電解質の欠乏・過剰・相互作用」は押さえておきたい重要なピースの一つです。今回は，日常で欠乏や過剰に遭遇することの多い電解質であるナトリウム，カリウム，カルシウム，マグネシウムを中心に電解質異常について理解を深めていきましょう！

血清ナトリウム値の異常

低ナトリウム血症とは

　血清ナトリウム値が135mEq/L未満の場合，低ナトリウム血症と診断されます。血清ナトリウム値125mEq/L未満の場合は，重度の低ナトリウム血症です。入院患者では低ナトリウム血症が認められることも多く，その多くは高齢者です[1), 2)]。

低ナトリウム血症の原因

　低ナトリウム血症の原因には，ナトリウム摂取の不足，利尿薬の使用，嘔吐，下痢などによる排泄量の増加のほか，抗利尿ホルモン不適合分泌症候群(syndrome of inappropriate secretion of antidiuretic hormone：SIADH)，甲状腺機能低下症，ミネラルコルチコイド反応性低ナトリウム血症(mineral-corticoid responsive hyponatremia of the elderly：MRHE)など，さまざまな疾患があります。原因を把握し，適切な治療を行うためには，十分な知識と経験が必要です。「低ナトリウム血症？　それなら食塩を追加すればよい」という考え方ではダメなのです。詳しくは，第3章の低ナトリウム血症の回(78ページ)で解説します。

　また，低張性脱水，高張性脱水など，血清ナトリウム値の異常には水の過不足が影響することは先ほどの項目で解説したとおりです。躁病，双極性障害の治療に用いられるリチウム製剤は，腎性尿崩症を発症させ，高ナトリウム血症をきたすことが知られています。

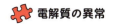

血清カリウム値の異常

低カリウム血症とは

血清カリウム値が3.5mEq/L未満の場合，低カリウム血症と診断されます。低カリウム血症では疲労感，筋力低下，心電図変化，不整脈，便秘などの症状が認められることがあります。

低カリウム血症の原因

低カリウム血症の原因は，血管内から細胞内への移動，排泄過剰，摂取不足の大きく3つに分類できます。

(1)血管内から細胞内への移動

体内のカリウムの98％は細胞内に存在します。血液などの細胞外液中に含まれるカリウムは全体のわずか2％です。したがって，血液中のカリウムが細胞内に移動することで，容易に血清カリウム値が低下します。血液中のカリウムが細胞内に移動する原因は，高インスリン血症や代謝性アルカローシスです。長期間，飢餓状態だった症例に，急激にエネルギーを投与した際に発症するリフィーディング症候群でも，カリウム，リン，マグネシウムなどが細胞内に移動するため低カリウム血症，低リン血症，低マグネシウム血症を発症します。リフィーディング症候群については第3章 長期絶食の回（96ページ）で詳しく解説します。

(2)排泄過剰

カリウムの排泄が過剰となる原因は，利尿薬の使用，原発性アルドステロン症，クッシング症候群，漢方薬内服時の偽性アルドステロン症などがあります。嘔吐や下痢が続く場合にも，カリウムの喪失により，低カリウム血症を発症することがあります。

(3)摂取不足

長期間の野菜の摂取不足は低カリウム血症を発症する原因となる場合があります。また，輸液や経腸栄養の内容が不適切な場合にも低カリウム血症を発症することがあります。

低カリウム血症の治療

低カリウム血症の治療の基本は，シンプルに補充することです。ここが，低ナトリウム血症の治療とは大きく異なる点です。低カリウム血症を認めた場合の血清カリウム値と，推定されるカリウム欠乏量を表1に示しました。補充を行う際には，安全性を考慮し，内服薬を用いることが望ましいといわれています。塩化カリウムやリン酸二カリウムの静脈内投与で補正する場合には，投与量が20mEq/時，100mEq/日を超えないように注意します。

表1 血清カリウム値とカリウム欠乏量

血清カリウム値 (mEq/L)	カリウム欠乏量 (mEq)
3.5	100
3	200
2.5	400

　カリウムの補充により，血清カリウム値が正常化したのを確認し，カリウムの投与を中止すると，低カリウム血症を再発することがあります。これは，先ほど解説したように，血液中のカリウムは体内のカリウムのほんの2%，氷山の一角だからです。血清カリウム値が上昇し，充足されたようにみえても，細胞内のカリウムの不足が補われていないため，血液中のカリウムが細胞内に移動すると考えられています。高インスリン血症や代謝性アルカローシスの存在下では，カリウムはより細胞内へ移動しやすいといわれています。また，高齢者などでは，レニン−アンジオテンシン−アルドステロン系が亢進しているため，腎からのカリウムの排泄が増加していることも考えられます。血清カリウム値が正常化した後も，数週間，アスパラギン酸カリウムやグルコン酸カリウムなどの内服薬による補充を継続することを検討します[3]。

高カリウム血症とは

　血清カリウム値が5.5mEq/Lを超えた場合，高カリウム血症と診断されます。高カリウム血症では，筋力低下，心電図変化，不整脈などの症状が認められることがあります。血清カリウム値が6.0mEq/L前後になるとテント状T波などの心電図異常がみられ，7.0mEq/L以上になると致死的な不整脈を起こす可能性が高いため，早急な対応が必要です。

高カリウム血症の原因

　高カリウム血症の原因は，低カリウム血症の場合と逆で，細胞内から血管内への移動，排泄低下，摂取過剰です。

(1)細胞内から血管内への移動

　代謝性アシドーシス，糖尿病性ケトアシドーシス，挫滅症候群や横紋筋融解症，組織の壊死，化学療法による腫瘍崩壊などの際には，細胞内から血液中にカリウムが移動し，高カリウム血症を発症します。

(2)排泄低下

　腎機能低下や，副腎機能の低下，ACE阻害薬，カリウム保持性利尿薬などの薬剤は，尿中

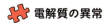 電解質の異常

へのカリウム排泄を減少させ，高カリウム血症の原因となります。ヘパリンは，多量に投与された場合，アルドステロンの分泌を低下させるため，高カリウム血症を発症させることが知られています。

(3) 摂取過剰

　腎機能が正常の場合，カリウムの摂取量がやや多くても，腎からの排泄量を増加させることにより代償されるため，血清カリウム値が上昇することはありません。しかし，腎機能が低下した症例が，代償能力を超えた量のカリウムを摂取すると，高カリウム血症を発症することがあります。慢性腎臓病（CKD）の症例が，野菜や果物などカリウムを多く含む食品を摂取した場合などが考えられます。また，消化管出血の際に，赤血球中のカリウムが消化管内に溶出し，消化管から吸収されるため，高カリウム血症を発症することがあります。

(4) 偽性高カリウム血症となるケース

　溶血や血小板増多症などでは，採血後に試験管内で血球などからカリウムが遊離し，測定値が高値を示すことがあります。これは，偽性高カリウム血症とよばれています。血球の破壊，血小板の凝集を防ぐために，ヘパリン採血を行うことによって，正しい測定を行うことが可能です。

高カリウム血症の治療

　高カリウム血症の治療は，摂取量の制限，排泄促進，細胞内への移行促進を目指して行います。食事内容を調整し，カリウムの摂取量を減少させるほか，陽イオン交換樹脂を消化管内に投与し，カリウムの吸収を阻害することもあります。ループ利尿薬は，腎からのカリウムの排泄を促進します。また，グルコース，または，グルカゴンとインスリンを投与することによって，ブドウ糖の取り込みと同時にカリウムを細胞内に移動させ，血清カリウムを低下させることができます。高度の高カリウム血症で，不整脈の危険性が高い場合は，グルコン酸カルシウムを投与します。

血清カルシウム値の異常

　生体内のカルシウムの99％はハイドロキシアパタイトとして骨や歯に，1％が血液や細胞中に存在しています。血液中のカルシウムの一部は，イオン化カルシウムとして，血液凝固，筋収縮，神経活動，細胞の情報伝達に関与していますが，残りはアルブミンなどの血清たんぱく質と結合しています。肝硬変，ネフローゼ症候群，がんなどの症例や，低栄養，高齢者などで低アルブミン血症を認める場合，血清たんぱく質と結合したカルシウムが減少するため，みかけ上，血清カルシウム値が低下します。血清カルシウム値を評価する際は，下記の補正を行います。

▶ **血清カルシウム値の補正式**

補正カルシウム値（mg/dL）＝実測カルシウム値（mg/dL）＋ 4 − 血清アルブミン値（g/dL）

　血清カルシウム値が8.8mg/dL未満の場合，低カルシウム血症と診断されます。慢性腎不全，副甲状腺機能低下症，ビタミンD欠乏などが原因で発症します。
　血清カルシウム値が10.4mg/dLを超えた場合，高カルシウム血症と診断されます。副甲状腺機能亢進症やがんが原因で発症します。がんの場合，骨に転移したがんや，多発性骨髄腫により骨が破壊されて発症する場合（溶骨性高カルシウム血症）と，骨転移をともなわず，がんが産生するPTH関連ペプチドによって発症する場合（体液性高カルシウム血症）があります。

電解質異常をきたす恐れのある薬剤

　電解質異常をきたす恐れのある薬剤を**表2**[3]にまとめました。酸化マグネシウムの内服による高マグネシウム血症については，116ページからの慢性便秘症の回で解説します。骨粗鬆症の治療に使用される薬剤は，低カルシウム血症を発症させる可能性があるもの（抗RANKL抗体，抗スクレロスチン抗体，ビスホスホネート系薬）と，高カルシウム血症を発症させる可能性があるもの（活性型ビタミンD，PTH製剤）があります。

表2　電解質異常をきたす恐れのある薬剤

低ナトリウム血症	抗てんかん薬（カルバマゼピン，バルプロ酸など），抗うつ薬（SSRI，三環系抗うつ薬），利尿薬
高ナトリウム血症	リチウム
低カリウム血症	利尿薬，甘草，緩下薬，ステロイド，インスリン，β刺激薬
高カリウム血症	スピロノラクトン，アジギオテンシン変換酵素阻害薬，アンジオテンシン受容体拮抗薬，β遮断薬，非ステロイド性消炎鎮痛薬，カリウム製剤，ヘパリン，シクロスポリン
低カルシウム血症	抗RANKL抗体，抗スクレロスチン抗体，ビスホスホネート系薬，カルシトニン，ループ利尿薬
高カルシウム血症	活性型ビタミンD，PTH製剤，サイアザイド
低マグネシウム血症	利尿薬，アムホテリシンB，シスプラチン，シクロスポリン，アミノ配糖体
高マグネシウム血症	酸化マグネシウム

〔吉田貞夫：臨床栄養, 141：484, 2022より〕

文献
1) Upadhyay A, et al：Epidemiology of hyponatremia. Semin Nephrol, 29：227-38, 2009
2) 吉田貞夫：これがベストアプローチ！電解質異常症例 低ナトリウム血症．ニュートリションケア, 7：752-759, 2014
3) 吉田貞夫：電解質管理 検査値の見方と補正の方法について．臨床栄養, 141：478-484, 2022

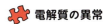 電解質の異常

第 2 章

第2章 栄養療法を紐解くために知っておきたいピース

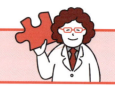

3 サルコペニア・フレイル

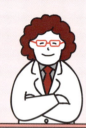

いまや，サルコペニアという言葉を聞いたことがない方はほとんどいないと思います。「あ，この症例はサルコペニアだな」という症例にも多々遭遇しているのではないでしょうか？　では，みなさんはサルコペニアに対して具体的なアクションを起こしていますか？　サルコペニアを改善するための方法は「栄養」と「運動」そして「疾患の管理」です。「運動」については，専門の方に譲るとして（実は，ワタクシ，運動が苦手です……），ここでは，われわれがすぐに取り組める「栄養」と「疾患の管理」について解説したいと思います。

知っているようで知らないサルコペニア

「知彼知己，百戦不殆（彼を知り己を知れば，百戦殆からず）」（孫子）という言葉があります。戦うには，まずは敵を知ることが大切。この孫子の言葉は，武田信玄などが家訓にしていたほか，ナポレオンも座右の銘にしていたとか。まずは，サルコペニアとは何かを正しく知ることから始めましょう。

サルコペニアの定義と3つの要素

日本サルコペニア・フレイル学会による『サルコペニア診療ガイドライン2017年版 一部改訂』には，「サルコペニアは高齢期にみられる骨格筋量の減少と筋力もしくは身体機能（歩行速度など）の低下」と定義されています[1]。

ここで，ぜひ覚えていただきたいのは，サルコペニアには，①骨格筋量の減少，②筋力の低下，③身体機能の低下という3つの要素があるということです**（図1）**[1)-3)]。①骨格筋量の減少と②筋力の低下は似ているようですが，実は独立したパラメータです。骨格筋量の代わりに筋力のパラメータを使用することは推奨されておらず，骨格筋量が低下していても，比較的筋力が保たれている方もいれば，骨格筋量は減少していないようなのに，筋力が低下している方もい

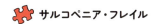

ます。また，身体機能の低下は，骨格筋量の減少や筋力の低下がある程度進行してから自覚することも多いので，これもまた独立したパラメータだといえるでしょう。

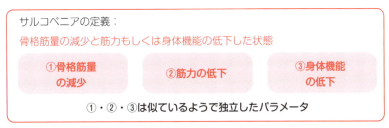

図1 サルコペニアの定義と3つの要素

〔サルコペニア診療ガイドライン作成委員会・編：サルコペニア診療ガイドライン2017年版 一部改訂. ライフサイエンス出版, 2020／Cruz-Jentoft AJ, et al：Age Ageing, 48：16-31, 2019／Chen LK, et al：J Am Med Dir Assoc, 21：300-307. e2, 2020を参考に作成〕

サルコペニアの診断

わが国では，サルコペニアの診断に，主に，AWGS（Asian Working Group for Sarcopenia）2019によるアジア人のためのサルコペニア診断のアルゴリズムが用いられています（図2）[3]。

(1) 歩行速度・骨格筋量の測定が困難な場合

歩行速度や骨格筋量の測定が困難な場合，スクリーニングツールとしてSARC-F（表1）[4),5)]を用いることが推奨されています。SARC-Fは，5つの質問でサルコペニアの可能性を推測できるツールで，これにふくらはぎ周囲長を追加したSARC-CalFが用いられることもあります。

(2) 歩行速度・骨格筋量の測定が可能な場合

歩行速度や骨格筋量の測定が可能な環境では，骨格筋量，筋力，身体機能を評価し，骨格筋量の低下と筋力の低下，または骨格筋量の低下と身体機能の低下という2項目に該当した場合は中等度以下のサルコペニア，骨格筋量の低下，筋力の低下，身体機能の低下の3項目すべてに該当した場合は重度のサルコペニアと診断されます。骨格筋量の低下は必須条件です。

サルコペニアの弊害

サルコペニアは，高齢者の日常生活動作（activities of daily living：ADL）を低下させ，転倒・骨折[6),7)]や，要介護・入院・死亡のリスク[8)]を高める原因の一つです。また，心血管疾患[9)]，2型糖尿病[10)]，メタボリック症候群[11)]など，さまざまな疾患と関連するといわれています。サルコペニアの高齢者に手術を行った際，死亡率や術後の合併症が増加するという報告も多数あります[5), 12)]。

いまや，世界的に超高齢社会が進行しています。サルコペニアの高齢者のADLが低下したり，

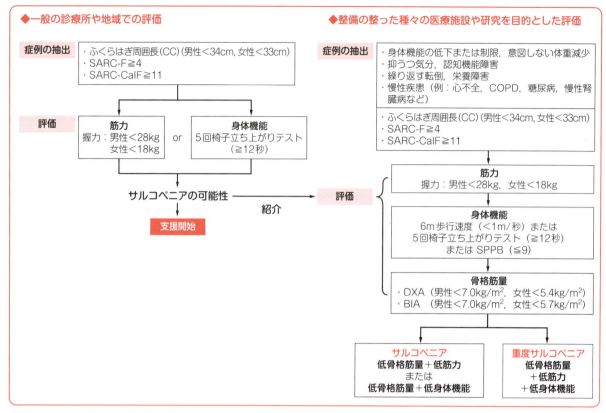

図2 AWGSによるアジア人のためのサルコペニア診断アルゴリズム

〔Chen LK, et al：J Am Med Dir Assoc, 21：300-307.e2, 2020より〕

表1 サルコペニア判定のための質問表（SARC-F）

筋力 Strength	10ポンド持ち上げるのはどのくらい大変ですか？ 10ポンド＝4.5kg	まったく問題ない＝0 いくぶん大変＝1 とても大変，不可能＝2
歩行の補助 Assistance in walking	室内を歩くのはどのくらい大変ですか？	まったく問題ない＝0 いくぶん大変＝1 とても大変，補助具使用，不可能＝2
椅子からの起立 Rise from a chair	椅子からベッドに移るのはどのくらい大変ですか？	まったく問題ない＝0 いくぶん大変＝1 とても大変，介助なしでは不可能＝2
階段を昇る Climb stairs	階段10段を昇るのはどのくらい大変ですか？	まったく問題ない＝0 いくぶん大変＝1 とても大変，不可能＝2
転倒 Falls	過去1年で，何度転倒しましたか？	転倒なし＝0 1～3回＝1 4回以上＝2

合計4点以上でサルコペニアの可能性

〔Malmstrom TK, et al：J Am Med Dir Assoc, 14: 531-532, 2013／吉田貞夫：外科と代謝・栄養, 53: 97-103, 2019より〕

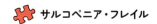

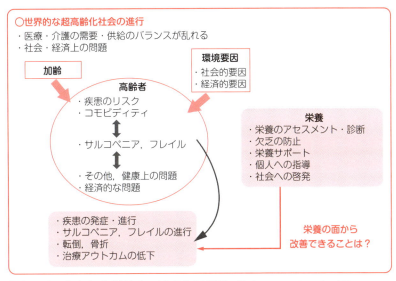

図3 世界的な超高齢社会の進行と低栄養, サルコペニア, フレイル

〔Yoshida S, et al：Nutrients, 15：2991, 2023より〕

さまざまな疾患を併発（コモビディティ：comorbidity）したりすることによって，医療・介護に多大なコストが必要となります。したがって，医療・介護システムの維持や，コストの低減のためにも，サルコペニアの進行防止は社会・経済上の重大な問題だと考えられるようになりました**(図3)**[13]。

なんとなくつかみどころがないフレイル

　サルコペニアより，さらに茫洋として，つかみどころがないのがフレイルです。フレイルとは，高齢者の運動能力が低下し，転倒・骨折，入院・死亡のリスクが高くなった状態のことで，日本老年医学会は「高齢期に生理的予備能が低下することでストレスに対する脆弱性が亢進し，生活機能障害，要介護状態，死亡などの転帰に陥りやすい状態」と記載しています[14]。フレイルは，健常〔フレイルに対してロバスト（robust）といいます〕と疾患・要介護の中間的な存在と考えられています。

　フレイルの判定には，日本人のためのフレイルの判定基準（改訂日本版CHS基準）が用いられます**(表2)**[15]。5項目のうち3項目以上に該当する場合をフレイル，1〜2項目に該当する場合を，フレイルの前段階として，プレ・フレイルと判定します。

　ところで，みなさんは，フレイルとサルコペニアの違い，イメージできるでしょうか？　握力，歩行速度の低下など，サルコペニアと共通の要素も多いですよね。サルコペニアと診断される方は，おそらく，フレイルの評価項目の3項目以上に該当すると思います。とすると，サルコペニアの高齢者は，すべてフレイルということでしょうか？

　フレイルの産みの親，Friedは「フレイルの可逆性」を強調しています[16]。「フレイルの高齢

表2 日本人のためのフレイル判定基準（改訂日本版CHS基準）

1	体重減少
	6カ月間で2kg以上の（意図しない）体重減少
2	筋力低下
	握力　男性28kg未満，女性18kg未満（利き手で測定）
3	疲労感
	わけもなく疲れたような感じがする（ここ2週間で）
4	通常の歩行速度　1.0m/秒未満
5	身体活動
	①軽い運動・体操をしていますか？
	②定期的な運動・スポーツをしていますか？
	の2つのいずれにも「週に1回もしていない」と回答

5項目のうち3項目以上に該当する場合をフレイル
1〜2項目に該当する場合をプレ・フレイルと判定

〔Satake S et al : Geriatr Gerontol Int, 20: 992-993, 2020より〕

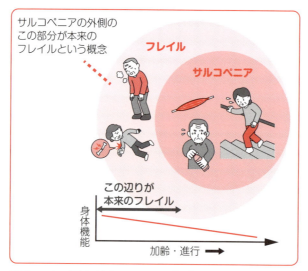

図4　フレイルとサルコペニアの概念

者は適切なケアを受けることでまた元気な状態に戻れる」というのです。それに対して，AWGS2019[3)]によって診断されるサルコペニアの高齢者は，経験上，なかなか元気な状態まで改善することは難しい印象があります。こうしたフレイルとサルコペニアの関係を，ワタクシなりに整理したのが図4です[17)]。Friedが提唱した，あるいは，健常と疾患・要介護の中間的な存在と位置づけられる「本来のフレイル」は，図の左より，サルコペニアが進行する前の初期の段階を指しているのではないかと思っています。

　フレイルという概念が広まるにつれ，身体的な問題以外の部分にも関心が寄せられるようになり，身体的なフレイルティと軽度認知障害を合併した状態のcognitive frailty（認知的フ

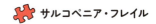 サルコペニア・フレイル

レイル)[17]，社会との関わりが減ることにより，高齢者が日常生活を継続することが困難になった状態のsocial frailty（社会的フレイル）などが提唱されました[18]。

　フレイルもサルコペニア同様，高齢者のADLを低下させ，心血管疾患[19]，慢性呼吸器疾患[20]，2型糖尿病[10]，慢性腎臓病（CKD）[21]など，さまざまな疾患との関連が報告されています[13]。また，手術などを行った際も，術後死亡率や合併症発症率の増加，在院日数の延長のリスクがあることが報告されています[5), 12]。

サルコペニア・フレイルとたんぱく質摂取量

　骨格筋量を維持し，サルコペニアの進行やフレイルの発症を防止するためには，「栄養」，特にたんぱく質を十分摂取することが大切です。昨今は一般の方にも，サルコペニアやフレイルを防ぐためにたんぱく質の摂取を心がけようという方が増えています。先日ワタクシが監修させていただいた『45歳過ぎたらたんぱく質の朝ごはん』[22]という一般向けの雑誌にも，サルコペニア，フレイルについて2ページにわたり解説が掲載されました。

腎機能が正常な場合の摂取量

　サルコペニアの進行，フレイルの発症を防止するためには，腎機能が正常な場合，1日に体重1kgあたり1.2〜1.5gのたんぱく質を摂取するとよいと考えられています[23]。実は，高齢者はたんぱく質を摂取しても利用されにくい傾向があり，これを，同化抵抗性（アナボリック・レジスタンス）とよんでいます。したがって，筋蛋白合成を増加させ，骨格筋量を維持するためには，高齢者は若年者よりも多くのたんぱく質を摂る必要があります[24]。筋蛋白合成を50％増加させるために必要な1食あたりのたんぱく質摂取量は，若年者では5g程度ですが，高齢者ではその3倍の15g程度だという報告があります[25]。しかし，体重1kgあたり2.0gを超える過剰なたんぱく質摂取は，腎機能への影響や心血管系合併症のリスクが増加したという報告もあり注意が必要です。

腎機能が低下している場合の摂取量

　高齢者では，加齢や疾患の影響で，腎機能が低下している場合があります。CKDの症例では，たんぱく質摂取量を制限することにより，腎機能（glomerular filtration rate：GFR）の低下を防ぐことができたというメタ解析の結果[26]が報告されており，日本腎臓学会では，たんぱく質摂取量は，CKDステージG3a（GFR 45〜59mL/min/1.73m^2）で0.8〜1.0g/kg標準体重/日，CKDステージG3b以上（GFR 44 mL/min/1.73m^{2}以下）では0.6〜0.8g/kg標準体重/日が推奨されています[27), 28]。

　たんぱく質摂取制限を行うと問題になるのが，サルコペニアの進行です。骨格筋量が低下したCKDの症例では，生存率が有意に低下したという研究もあり[29]，日本腎臓学会の『サ

第2章

ルコペニア・フレイルを合併した保存期CKDの食事療法の提言』では，高齢CKDステージ
G1〜G2に対してはたんぱく質摂取量の上限の目安を1.5g/kg標準体重/日とし，ステージ
G3に対しては1.3g/kg標準体重/日として，たんぱく質摂取制限を緩和することも提唱され
ています[30]。

　実際のところ，腎機能とたんぱく質摂取量はどう関連するのでしょうか？　2022年に発表
された，東京都と兵庫県の地域在住高齢者の長期縦断研究（SONIC研究）では，たんぱく質摂
取制限による腎機能の維持効果は関連が認められませんでした。むしろ，バイアスとなる因子
を調整した結果，たんぱく質，特に動物性たんぱく質を多く摂取することによって，GFRを
維持できる可能性があることが示唆されたとも記載されています。また，たんぱく質摂取量の
少ない群では，有意な体重減少が認められました[31]。先ほどのメタ解析とは正反対の結果です。

　腎機能低下患者のたんぱく質摂取量をどうすべきかについては，まだ明確な指針がありませ
ん。たんぱく質摂取量は，一人ひとりの生活状況，活動量などに応じて，個別に検討し，慎重
に経過を観察する必要があります。運動する人，活動量の多い人，肺炎や脳血管障害などの疾
患，骨折の手術などの後で骨格筋が減少し，リハビリテーションを行う人は，上限を考慮しな
がら可能な限り多めのたんぱく質を摂取し，サルコペニアの進行を防止したほうがよいと思い
ます。しかし，著しく腎機能が低下した人，腎機能低下速度が速い人，活動量の低下した人で
は，腎機能維持のためたんぱく質摂取制限を優先すべきです[24]。

栄養サポートはサルコペニア・フレイルを防げるのか？

　食事摂取量が減少し，サルコペニアの進行，フレイルの発症のリスクが高い高齢者に栄養サ
ポートを行うことで，サルコペニアの進行，フレイルの発症を防ぐことができるのでしょう
か？　慢性的に低栄養，または低栄養のat riskの高齢者で，摂取目標を達成できないときには，
経口補助食品（oral nutritional supplements：ONS）の提供が推奨されています[32]。しかし，
ONSを使用することで，サルコペニア高齢者の身体機能が改善するかについては，いまだ明
確なコンセンサスはないようです。

ビタミンD，ロイシンを含むホエイたんぱく質

　380人のサルコペニア高齢者が参加したRCT，PROVIDE-studyでは，ビタミンD 800IU，
ロイシン3gを含むホエイたんぱく質20gを1日2回摂取することにより，椅子立ち上がりテス
ト，四肢骨格筋量が改善，慢性炎症に関する指標も改善したと報告されています[32]。特に，血
清ビタミンD値のレベルが維持され，たんぱく質摂取量の多かった高齢者では，四肢骨格筋量，
四肢骨格筋指数（SMI）の改善が認められました[33]。

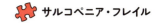

分岐鎖アミノ酸（BCAA）

　分岐鎖アミノ酸（branched chain amino acid：BCAA）にはバリン，ロイシン，イソロイシンがありますが，特にロイシンはアミノ酸として蛋白合成の材料になるのみでなく，mTOR（mammalian target of rapamycin）という細胞内シグナル伝達系を介して，筋蛋白合成を促進するといわれています。若年者は1食あたり1.0g，高齢者では1.5〜2.0gのロイシンを摂取すると，筋蛋白合成が刺激されるといわれています[34]。BCAAにはインスリン抵抗性改善作用もあると考えられています。

3-ヒドロキシイソ吉草酸（HMB）

　3-ヒドロキシイソ吉草酸（HMB）は，ロイシンの代謝産物で，蛋白合成刺激作用はロイシンよりも強力だといわれています。HMBを投与することで，高齢者の握力が改善したというメタ解析の結果が報告されています[35]。また，うっ血性心不全，急性心筋梗塞，慢性閉塞性肺疾患（chronic obstructive pulmonary disease：COPD）などを合併した高齢者で，退院後90日の死亡率が低下したというランダム化比較試験（randomized controlled trial：RCT）が報告されています[36],[37]。

グレリン

　消化管ホルモンのグレリンは，中鎖脂肪酸（medium chain fatty acid：MCFA）の一つであるカプリル酸（オクタン酸）が結合して活性化され，成長ホルモンの分泌促進作用，食欲増進作用，心血管系の保護作用，エネルギー代謝調節作用などのほか除脂肪体重，握力などを改善させる作用があることが知られています[38]。MCFAは，小腸の血管から吸収され，門脈を経て直接肝臓に到達し，速やかに代謝され，体内でエネルギー源として利用されやすいため，食事摂取量が低下した症例のエネルギーの補充にも有用です。近年，グレリン受容体に結合し，グレリンと同様の作用をもつグレリン作動薬アナモレリン（エドルミズ®）が開発され，がん患者のサルコペニアの治療に臨床応用されています。しかし，アナモレリン自体に骨格筋量を増加させる効果があるわけではありません。たんぱく質摂取などの栄養サポートを併用することが大切です。

ビタミンD

　高齢者では，血清ビタミンD値が低下することが知られています。また，ビタミンDの不足は，転倒・骨折，握力や歩行速度の低下と関連するともいわれています。ビタミンDを補充することで，高齢者の握力が改善したというメタ解析結果も報告されています[39]。

地中海式ダイエット

　食事の内容や質を改善することによって、フレイルを防止できる可能性があるという報告もあります。最も注目されているのは、地中海式ダイエットです。地中海式ダイエットの遵守性が高いほど、フレイル発症のリスクが低下するというメタ解析の結果が報告されています[40]。

「栄養」がサルコペニアの進行、フレイルの発症を防止することを支持する研究結果が多数報告されています。高齢者がいきいきとした生活を続けられるよう、われわれが「栄養」に関するノウハウをフル活用していきたいですね。

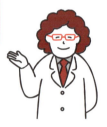

文献

1) サルコペニア診療ガイドライン作成委員会・編：サルコペニア診療ガイドライン2017年版 一部改訂．ライフサイエンス出版，2020
2) Cruz-Jentoft AJ, et al：Sarcopenia: revised European consensus on definition and diagnosis. Age Ageing, 48：16-31, 2019
3) Chen LK, et al：Asian Working Group for Sarcopenia: 2019 Consensus Update on Sarcopenia Diagnosis and Treatment. J Am Med Dir Assoc, 21：300-307. e2, 2020
4) Malmstrom TK, et al：SARC-F: a simple questionnaire to rapidly diagnose sarcopenia. J Am Med Dir Assoc, 14：531-532, 2013
5) 吉田貞夫：サルコペニア，フレイル患者の周術期感染症のリスクと栄養管理．外科と代謝・栄養，53：97-103, 2019
6) Landi, F, et al：Sarcopenia as a Risk Factor for Falls in Elderly Individuals: Results from the IlSIRENTE Study. Clin Nutr, 31：652-658, 2012
7) Yeung SSY, et al：Sarcopenia and Its Association with Falls and Fractures in Older Adults: A Systematic Review and Meta-Analysis. J Cachexia Sarcopenia Muscle, 10：485-500, 2019
8) Kitamura A, et al：Sarcopenia: prevalence, associated factors, and the risk of mortality and disability in Japanese older adults. J Cachexia Sarcopenia Muscle, 12：30-38, 2020
9) Bahat G, et al：Sarcopenia and the Cardiometabolic Syndrome: A Narrative Review. Eur Geriatr Med, 7：220-223, 2016
10) Sinclair AJ, et al：Frailty and sarcopenia - newly emerging and high impact complications of diabetes. J Diabetes Complications, 31, 1465-1473, 2017
11) Kim SH, et al：Association between sarcopenia level and metabolic syndrome. PLoS One, 16：e0248856, 2021
12) 吉田貞夫：サルコペニアやフレイルは術後のアウトカムに影響するの？．ニュートリションケア，10：30-32, 2017
13) Yoshida S, et al：Can Nutrition Contribute to a Reduction in Sarcopenia, Frailty, and Comorbidities in a Super-Aged Society? Nutrients, 15, 2991, 2023
14) 日本老年医学会：フレイルに関する日本老年医学会からのステートメント．2014（https://www.jpn-geriat-soc.or.jp/info/topics/pdf/20140513_01_01.pdf）（2024年11月アクセス）
15) Satake S, et al：The revised Japanese version of the Cardiovascular Health Study criteria (revised J-CHS criteria). Geriatr Gerontol Int, 20：992-993, 2020
16) Fried LP, et al：Cardiovascular Health Study Collaborative Research Group: Frailty in older adults: evidence for a phenotype. J Gerontol A Biol Sci Med Sci, 56：M146-156, 2001
17) Kelaiditi E, et al；IANA/IAGG: Cognitive frailty: rational and definition from an (I.A.N.A./I.A.G.G.) international consensus group：J Nutr Health Aging, 17：726-734, 2013
18) Bunt S, et al：Social frailty in older adults: a scoping review. Eur J Ageing, 14：323-334, 2017

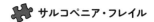

19) Stewart R : Cardiovascular Disease and Frailty: What Are the Mechanistic Links? Clin Chem, 65 : 80-86, 2019
20) Bone AE, et al : Sarcopenia and frailty in chronic respiratory disease. Chron Respir Dis, 14 : 85-99, 2017
21) Chowdhury R, et al : Frailty and chronic kidney disease: A systematic review. Arch Gerontol Geriatr, 68 :135-142, 2017
22) 吉田貞夫・監:45歳過ぎたらたんぱく質の朝ごはん. 宝島社, 2024
23) サルコペニア診療実践ガイド作成委員会・編:サルコペニア診療実践ガイド. ライフサイエンス出版, 2019
24) 吉田貞夫:患者に話したくなる「たんぱく質」のすべて. メディカ出版, 2024
25) Paddon-Jones D, et al : Dietary protein recommendations and the prevention of sarcopenia. Curr Opin Clin Nutr Metab Care, 12 : 86-90, 2009
26) Nezu U, et al : Effect of low-protein diet on kidney function in diabetic nephropathy: meta-analysis of randomised controlled trials. BMJ Open, 3: e002934, 2013
27) 日本腎臓学会・編:エビデンスに基づくCKD診療ガイドライン. 東京医学社, 2023
28) 日本腎臓学会・編:慢性腎臓病に対する食事療法基準 2014年版. 東京医学社, 2014
29) Pereira RA, et al : Sarcopenia in chronic kidney disease on conservative therapy: prevalence and association with mortality. Nephrol Dial Transplant, 30 : 1718-1725, 2015
30) サルコペニア・フレイルを合併したCKDの食事療法検討WG:日本腎臓学会 サルコペニア・フレイルを合併した保存期CKDの食事療法の提言. 日本腎臓学会誌, 61:525-556, 2019
31) Sekiguchi T, et al : Association between protein intake and changes in renal function among Japanese community-dwelling older people: The SONIC study. Geriatr Gerontol Int, 22 : 286-291, 2022
32) Bauer JM, et al : Effects of a vitamin D and leucine-enriched whey protein nutritional supplement on measures of sarcopenia in older adults, the PROVIDE study: a randomized, double-blind, placebo-controlled trial. J Am Med Dir Assoc, 16: 740-747, 2015
33) Verlaan S, et al : Sufficient levels of 25-hydroxyvitamin D and protein intake required to increase muscle mass in sarcopenic older adults - The PROVIDE study. Clin Nutr, 37 : 551-557, 2018
34) Breen L, et al : Skeletal muscle protein metabolism in the elderly: Interventions to counteract the 'anabolic resistance' of ageing. Nutr Metab (Lond), 8 : 68, 2011
35) Su H, et al : The effects of β-hydroxy-β-methylbutyrate or HMB-rich nutritional supplements on sarcopenia patients: a systematic review and meta-analysis. Front Med (Lausanne), 11 : 1348212, 2024
36) Deutz NE, et al ; NOURISH Study Group : Reduced mortality risk in malnourished hospitalized older adult patients with COPD treated with a specialized oral nutritional supplement: Sub-group analysis of the NOURISH study. Clin Nutr, 40 : 1388-1395, 2021
37) Deutz NE, et al ; NOURISH Study Group : Readmission and mortality in malnourished, older, hospitalized adults treated with a specialized oral nutritional supplement: A randomized clinical trial. Clin Nutr, 35 : 18-26, 2016
38) 吉田貞夫:高齢者におけるフレイル, サルコペニアとリハビリテーションでの栄養管理のポイント. 栄養, 4:199-206, 2019
39) Cheng SH, et al : The Optimal Strategy of Vitamin D for Sarcopenia: A Network Meta-Analysis of Randomized Controlled Trials. Nutrients, 13 : 3589, 2021
40) Wang Y, et al : Adherence to the Mediterranean Diet and the Risk of Frailty in Old People: A Systematic Review and Meta-Analysis. J Nutr Health Aging, 22 : 613-618, 2018

第 3 章

パズルで紐解く病態別栄養療法

第3章 パズルで紐解く病態別栄養療法

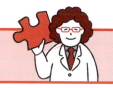

1 糖尿病患者の血糖を改善させるために必要なピースはどれ？

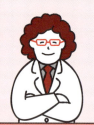

糖尿病は，進行すると網膜症，腎症，神経症などの合併症を発症するほか，心筋梗塞，脳卒中などの原因にもなります。免疫力が低下するため，感染症のリスクも増加します。糖尿病は慢性に経過し，治癒することが困難なため，長期にわたる通院が必要となります。また，食事や生活習慣によって血糖コントロールが悪化することもあるため，内服薬やインスリンの管理だけでなく，生活全般にわたる配慮が必要です。

今回は，血糖コントロールが不安定になった2型糖尿病の症例の栄養管理や治療について，一緒に考えてみましょう。

症例

71歳，男性
【診断】右アテローム血栓性脳梗塞，2型糖尿病
【既往歴】呂律難，左半身の脱力，体動困難
【現病歴】

数年前に2型糖尿病と診断されていたが，通院を中断していた。独居で弁当などを購入して食べることがほとんどだった。夜間に突然，呂律難，左半身の脱力が出現し，親類に連絡。親類が訪ねてみると，体動困難となり床に倒れていたため，ただちに救急搬送された。脳MRIを行ったところ，右被殻に高信号を認め，新規のアテローム血栓性脳梗塞と診断された**（図1）**。血糖は610mg/dLと高値で，動脈血ガス分析ではpH 7.530，$PaCO_2$ 33mmHg，PaO_2 88mmHg（室内気）とアルカローシスを認め，高浸透圧高血糖症候群と診断された。
生理食塩液の点滴静注，インスリン投与などが行われ，血糖は120〜250mg/dL前後まで改善した。左片麻痺，構音障害，注

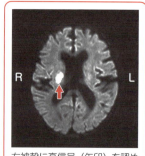

右被殻に高信号（矢印）を認め，新規の脳梗塞と診断された

図1 脳MRI画像

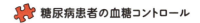
糖尿病患者の血糖コントロール

意識障害，記憶障害などの高次脳機能障害が残存したため，発症後2週で回復期リハビリテーション病院に転院した。

【身体所見】（↑：基準値に比較し上昇，↓：基準値に比較し低下）

身長156.0cm，体重40.5kg，BMI 16.6kg/m²，発症後2週で通常時より3kgの体重減少（−6.9%）
両下肢 軽度浮腫，左上下肢の麻痺 重度，手指・上肢・下肢でブルンストロームのステージⅡ（随意的な運動は不可能だが，筋収縮がわずかにみられる状態）
生体電気バイオインピーダンス(BIA)法による四肢骨格筋指数(SMI) 5.1kg/m²，↓（男性のカットオフ値7.0kg/m²未満），骨格筋量 著しく低下，皮下脂肪 減少

【検査所見】（↑：基準値に比較し上昇，↓：基準値に比較し低下）

白血球数8,200/mm³，Hb 9.2g/dL↓，CRP 3.25mg/dL↑，sCr 0.54mg/dL，
BUN 9.1mg/dL，eGFR 117.0mL/min/1.73m²，早朝空腹時血糖142mg/dL↑，
HbA1c 11.2%↑，亜鉛27μg/dL↓，インスリン(IRI) 1.4μU/mL↓，
尿蛋白(±)，尿糖(−)

【食事摂取量】

軟菜一口大（嚥下調整食3）1,800kcalを提供し，全量摂取

【栄養アセスメント・診断結果】

- 主観的包括的評価(SGA)：高度の低栄養
- MNA-SF[1]　　　　：4点（低栄養）
- GLIM（図2）[2)-4)]　：重度の低栄養
  （体重減少，低BMI，重度骨格筋量減少，急性疾患）

図2　GLIMによる低栄養診断の結果

【処方内容】
- アスピリン錠 100mg　　　　　1回1錠　1日1回　朝食後
- アムロジピン錠 2.5mg　　　　1回1錠　1日1回　朝食後
- アトルバスタチン錠 10mg　　 1回1錠　1日1回　朝食後
- リナグリプチン錠 5mg　　　　1回1錠　1日1回　朝食後
- メトホルミン錠 250mg　　　　1回1錠　1日2回　朝夕食後
- 酸化マグネシウム錠 500mg　 1回1錠　1日2回　朝夕食後
- トリアゾラム錠 0.25mg　　　　1回1錠　1日1回　就寝前

【血糖の推移】
毎食前に血糖測定を行ったところ，140〜247mg/dLと大きな変動が認められた(図3)。

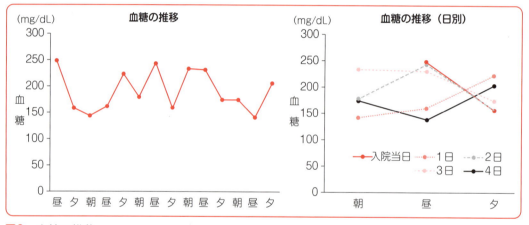

図3　血糖の推移

症例の問題点

- 高齢の2型糖尿病症例で，通院を中断，不規則な生活
- 脳梗塞を発症し，高浸透圧高血糖症候群も合併，これらの治療後リハビリテーションのために転院
- 食事療法を行っても血糖の変動が大きく，血糖コントロール不良
- インスリン(IRI)低値
- 体重減少あり
- 7剤の薬剤を服用
- 炎症所見あり

糖尿病患者の血糖コントロール

栄養療法のパズルクイズ

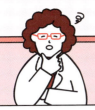

　それでは，先ほど挙げた今回の症例の問題点をピースに喩え，パズルを完成させましょう。周囲8ピースに本症例での血糖コントロールを改善させるために考慮すべき要点をはめ込みました。

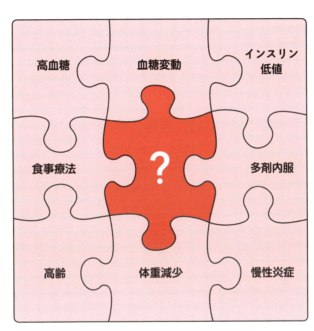
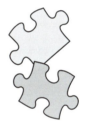

Q この8ピースの問題を解決し，血糖コントロールを改善させるための一手を考えたとき，❓に当てはまるピースはなんでしょう？最もよいと思われるピースを，下の4つから選んでください。

- Ⓐ さらに食事量（エネルギー量）を減らす
- Ⓑ SGLT2阻害薬を追加
- Ⓒ インスリン投与
- Ⓓ このまま改善を待つ

Dr. 吉田の選んだピースはこれ！

C インスリン投与

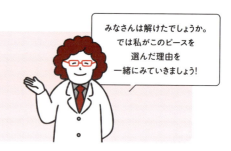

🧩 パズルの解き方

エネルギー摂取量は減らさない

▶ Ⓐ さらに食事量を減らすことのリスク

この症例は低栄養状態で骨格筋量も減少しており，サルコペニアが進行している可能性があります[5]。ここでエネルギー摂取量を減らしてしまうと，さらに低栄養とサルコペニアが進行し，リハビリテーションを行うことも困難になるかもしれません。ですので，血糖が高いからと，Ⓐさらに食事量（エネルギー量）を減らす　という対応は誤りです。

▶ Ⓑ SGLT2阻害薬の追加は適切？

また，SGLT2阻害薬はブドウ糖を尿中に排泄させ，血糖を低下させる薬剤です。つまりエネルギー摂取量を減らすのと同じことになるため，今回の症例でⒷSGLT2阻害薬を追加　といった対応は誤りです。

▶ Ⓓ このまま改善を待つ対応は最適？

このまま改善を待つことで一般的には，炎症などが改善し，血糖コントロールが改善することはあるかもしれません。

ですが，今回はどうでしょうか？　今回の症例は高血糖でありながら，インスリンが十分に分泌されていない状態です。この場合，このまま待っていても，血糖コントロールが改善する可能性はあまり高くないと考えられます。そのため，Ⓓも誤りということになります。

▶ 血糖コントロールを改善させる一手とは

まずは本症例でのインスリン分泌能の指標のHOMA-βを計算してみましょう。

> HOMA-β = IRI(μU/mL)×360÷〔空腹時血糖(mg/dL)−63〕
> = 1.4 × 360 ÷ (142-63)
> ≒ 6.4

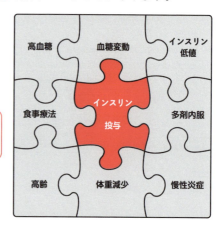

HOMA-βが30未満でインスリン分泌能低下と考えられますので，今回は著しく分泌が低下していること

糖尿病患者の血糖コントロール

とがわかります。

それでは今回，インスリン分泌が低下したのはなぜでしょうか？ 脳梗塞を発症した際，高浸透圧高血糖症候群を発症し，著しい高血糖が持続しました。高血糖が持続することで，インスリン分泌が低下することが知られており，「糖毒性（高血糖毒性）」[6]ともよばれます。また，高血糖の持続は，インスリン抵抗性も亢進させるため，内因性のインスリン分泌では血糖を安定させることができないのです。したがって，筆者の考えるアンサーは，低血糖に十分配慮したうえでの，**Ⓒインスリン投与**　です。

インスリン分泌を低下させる「栄養素の摂取不足」にも注意

この症例は，脳梗塞を発症する前から不規則な生活で，現在も低栄養状態です。栄養素の摂取不良もインスリン分泌を低下させる可能性があります。最も注目すべきは，亜鉛です。インスリン分泌やインスリン受容体の機能には亜鉛の役割が重要です。膵β細胞内で合成されたプロインスリン（インスリンの前駆体）は，Cペプチドが切り出され，2つの亜鉛分子を含むインスリン6量体の結晶を形成します。亜鉛が不足すると，膵β細胞内のインスリン顆粒が減少し，インスリンの分泌が低下すると考えられています。また，インスリンとともに門脈内に放出された亜鉛は，肝臓でのインスリンの分解を抑制し，全身へ到達するインスリン量を増加させると考えられています**(図4)**[7)-9)]。実際に，亜鉛を十分摂取している人は，2型糖尿病を発症するリスクが低い（オッズ比：0.64，95％信頼区間：0.54～1.00）という報告もあります。日常的に亜鉛の摂取が不足しないよう配慮が必要です。

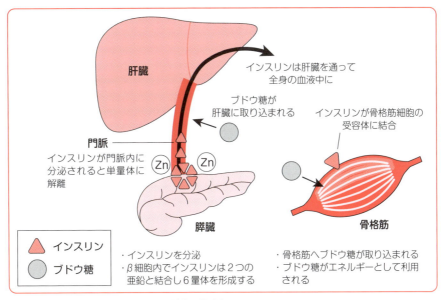

図4 インスリン分泌における亜鉛の役割

〔Tamaki M, et al：J Clin Invest, 123：4513-4524, 2013／田蒔 基行, 他：日本衛生学雑誌, 69：15-23, 2014／Eshak ES, et al：Clin Nutr, 37：667-674, 2018を参考に作成〕

摂取不足に加えて，糖尿病を発症した症例では亜鉛の尿中排泄が増加するため，亜鉛欠乏のリスクがさらに増加します。この症例はメトホルミンを内服していますが，メトホルミンはキレート作用をもち，体内の亜鉛と結合し，亜鉛を尿中に排泄するため，亜鉛欠乏の原因となることがあります[10),11)]。この症例の血清亜鉛値は60μg/dL未満と，亜鉛欠乏症の可能性が高いと考えられ，酢酸亜鉛水和物やポラプレジンクなどで補充を検討する必要があります。

　また，低蛋白食がインスリン分泌低下の原因となる可能性があるという報告もあり[12)]，今後の研究が注目されます。

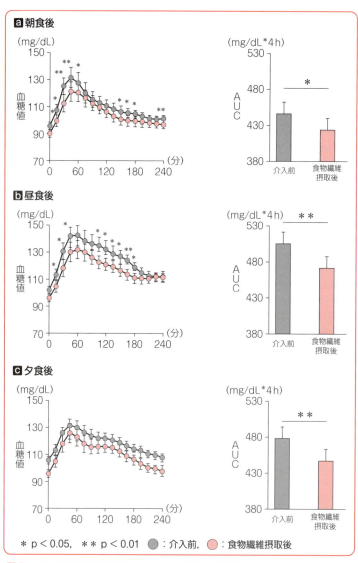

図5　食物繊維の摂取によるセカンドミール効果

〔Kim HK, et al：Nutrients, 12：3035, 2020より〕

糖尿病患者の血糖コントロール

血糖の変動にも注意

　血糖の変動を軽減させるためには，α-グルコシダーゼ阻害薬が有効といわれています[13]。また，グリセミックインデックス(glycemic index：GI)が低い食品(低GI食品)や，食物繊維の摂取が血糖の変動を軽減させることも知られています。食物繊維は，朝に摂取した場合，昼の血糖の上昇も抑制します。これをセカンドミール効果といいます。日本の高齢者において，朝食にキクイモの食物繊維を摂取することによって朝食後だけでなく昼食後，夕食後の血糖が低下したという報告があります(図5)[14]。この研究では，昼食(2回目の食事)だけでなく，夕食(3回目の食事)にも効果が認められたので，セカンドではなく，サードといってもいいのかもしれませんね。

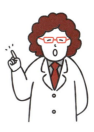

このように，糖尿病の治療に栄養の視点を追加することで，よりよい治療効果が期待できるのではないでしょうか？　他職種との連携を密にして，一枚上手の提案を目指してみてください。

文献

1) 吉田貞夫・編著：高齢者を低栄養にしない20のアプローチ MNAで早期発見 事例でわかる基本と疾患別の対応ポイント，メディカ出版，2017
2) Cederholm T, et al；GLIM Core Leadership Committee；GLIM Working Group：GLIM criteria for the diagnosis of malnutrition - A consensus report from the global clinical nutrition community. Clin Nutr, 38：1-9, 2019
3) 吉田貞夫：国際標準の低栄養診断「GLIM（グリム）基準」とは？ ナースマガジン，39：14, 2022
4) 吉田貞夫：実際にGLIM基準の診断をやってみよう！ ナースマガジン，40：26, 2022
5) 吉田貞夫：高齢者—サルコペニア，フレイル，コモビディティへの配慮も含め．月刊薬事，63：1624-1632, 2021
6) 金藤秀明：ブドウ糖毒性の分子機構．糖尿病，59：329-331, 2016
7) Tamaki M, et al：The diabetes-susceptible gene SLC30A8/ZnT8 regulates hepatic insulin clearance. J Clin Invest, 123：4513-4524, 2013
8) 田蒔 基行，他：亜鉛と糖尿病．日本衛生学雑誌，69：15-23, 2014
9) Eshak ES, et al：Associations between dietary intakes of iron, copper and zinc with risk of type 2 diabetes mellitus：A large population-based prospective cohort study. Clin Nutr, 37：667-674, 2018
10) 日本臨床栄養学会・編：亜鉛欠乏症の診療指針2018．日本臨床栄養学会雑誌，40：120-167, 2018
11) 吉田貞夫：低栄養で問題となる栄養素欠乏とその対応．ニュートリションケア，16：17-21, 2023
12) Toyoshima Y, et al：Tissue-specific effects of protein malnutrition on insulin signaling pathway and lipid accumulation in growing rats. Endocr J, 61：499-512, 2014
13) Shimabukuro M, et al；Collaborators on the Effect of Miglitol on Glucose Metabolism in Acute Coronary Syndrome (MACS) Study：α-Glucosidase inhibitor miglitol attenuates glucose fluctuation, heart rate variability and sympathetic activity in patients with type 2 diabetes and acute coronary syndrome：a multicenter randomized controlled (MACS) study. Cardiovasc Diabetol, 16：86, 2017
14) Kim HK, et al：Ingestion of Helianthus tuberosus at Breakfast Rather Than at Dinner Is More Effective for Suppressing Glucose Levels and Improving the Intestinal Microbiota in Older Adults. Nutrients, 12：3035, 2020

第3章 パズルで紐解く病態別栄養療法

② 慢性腎臓病に適切に対応するために必要なピースはどれ？

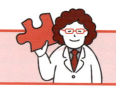

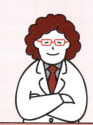

腎臓は，疾患がなくても，加齢によって著しく機能が低下する臓器です。超高齢化社会を迎えているわが国では，高齢患者の増加に伴い，腎機能の低下した患者も増加していくことが考えられます。

腎機能低下の最大の原因は糖尿病です。わが国の糖尿病患者は1,000万人超えと推定され，2型糖尿病患者の40～50％が慢性腎臓病（CKD）を合併するといわれています[1]。腎機能が低下すると，薬剤の有害反応が発生しやすくなるほか，全身性の炎症やたんぱく質摂取制限によって骨格筋が減少し，サルコペニアが進行している可能性もありますね[2]。今回は，CKDの症例に適切に対応するために考慮すべきポイントについて考えてみましょう。

症例

86歳，女性
【診断】右大腿骨転子部・頸基部骨折術後，骨粗鬆症，2型糖尿病，パーキンソン病，貧血
【主訴】右股関節痛，歩行困難
【現病歴】
デイサービス中に転倒，右股関節痛が出現し，歩行困難となったため，救急搬送された。X線で右大腿骨転子部・頸基部骨折と診断され（図1 a），入院5日目に人工骨頭挿入術が施行された（図1 b）。第1-第2腰椎の骨密度は0.623g/cm²，YAM 57%，同年齢比較79％で，骨粗鬆症と診断され，テリパラチドの投与が開始された。

図1　X線画像

70

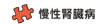慢性腎臓病

【身体所見】（↑：基準値に比較し上昇，↓：基準値に比較し低下）

身長 140.0cm，体重 37.1kg，BMI 18.9kg/m²，下腿浮腫 あり（特に右下肢）

四肢骨格筋指数（SMI）4.6kg/m² ↓（女性のカットオフ値5.7kg/m²未満）

骨格筋量 著しく低下，皮下脂肪 減少

【検査所見】（↑：基準値に比較し上昇，↓：基準値に比較し低下）

Hb 9.8g/dL ↓，MCV 95.2fL，血清鉄 26μg/dL ↓，フェリチン 67ng/mL，白血球数 7,900/mm³，CRP 0.37mg/dL ↑，総蛋白 6.7g/dL，Alb 2.9g/dL ↓，BUN 15.3mg/dL，sCr 0.43mg/dL，eGFR 100.5mL/min/1.73m²，空腹時血糖 85mg/dL，HbA1c 5.5%，Na 143mEq/L，K 4.5mEq/L，Ca 8.7mg/dL，無機リン 4.0mg/dL，ALP 205U/L，尿蛋白（－），尿糖（－）

【食事摂取状況】

軟菜食1,500kcalを9割摂取，たんぱく質摂取量 45g/日

【栄養アセスメント・診断結果】

- 主観的包括的評価（SGA）：中等度の低栄養
- MNA-SF[3]：5点（低栄養）
- GLIM（図2）[4)-6)]：重度の低栄養

　　　　　　　　　　　（低体重，6カ月以内の体重減少なし，下肢浮腫，骨格筋量低下）

	表現型	病因
	意図しない体重減少 □ 6カ月以内に5%以上の体重減少 □ 6カ月以上で10%以上の体重減少 低BMI（アジア人） □ 18.5未満（70歳未満） ☑ 20未満（70歳以上） 筋肉量減少 ☑ BIAによるSMIで男性7.0kg/m²未満 　　　　　　　　　女性5.7kg/m²未満	食事摂取量減少/消化吸収能低下 □ エネルギー必要量の50%以下が1週間以上 □ 食事摂取量の低下が2週間以上 □ 消化吸収障害，慢性的な消化器症状 疾患による炎症 ☑ 急性疾患/外傷などによる侵襲 □ 慢性疾患
	☑ 上記の一つ以上が該当　かつ　☑ 上記の一つ以上が該当	

↓
☑ 低栄養状態

重症度の確認

	体重減少	低BMI	筋肉量減少
中等症	□ 過去6カ月以内で5〜10% □ 過去6カ月以上で10〜20%	―	□ 軽度〜中等度の減少
重症	□ 過去6カ月以内で10%以上 □ 過去6カ月以上で20%以上	□ 18.5未満（70歳未満） ☑ 20未満（70歳以上）	☑ 重度の減少

↓
☑ 重度の低栄養

図2　GLIM基準による低栄養診断

71

【処方内容】

- エルデカルシトールカプセル 0.75μg　　1回1cap　　1日1回　朝食後
- メトホルミン錠 250mg　　　　　　　　　1回1錠　　1日2回　朝夕食後
- 酸化マグネシウム錠 330mg　　　　　　　1回1錠　　1日2回　朝夕食後
- クエン酸第一鉄Na錠 50mg　　　　　　　 1回1錠　　1日2回　朝夕食後
- メコバラミン錠 500μg　　　　　　　　　1回1錠　　1日3回　毎食後
- レボドパ/カルビドパ配合錠 100mg　　　　1回1錠　　1日3回　毎食後
- テリパラチド皮下注　　　　　　　　　　1回20μg　 1日1回　皮下注

 問題点をみつけるヒント

　おや？ 今回のテーマはCKDでしたね。しかし，血清クレアチニン値は0.43mg/dL，eGFRは100.5mL/min/1.73m^{2}と一見，腎機能は正常であるようにみえます。近年，より正確な腎機能の指標として用いられるようになってきたのが「シスタチンC」です。本症例で血清シスタチンC値を測定すると1.07mg/dL，eGFRcysは55.9mL/min/1.73m^{2}でした。CKDの重症度分類[7]では，ステージG3a（軽度〜中等度低下）に該当します。透析を導入するまでには至りませんが，日本腎臓学会のCKDに対する食事療法基準2014年版[8]では，CKDステージG3aの症例には，たんぱく質摂取量を0.8〜1.0g/kg標準体重/日に制限することが推奨されています。

> ○ **血清シスタチンC（SCys-C）を用いた腎機能推算式**
> 男性：eGFRcys = (104 × SCys-C$^{-1.019}$ × 0.996^{Age}) − 8
> 女性：eGFRcys = (104 × SCys-C$^{-1.019}$ × 0.996^{Age} × 0.929) − 8

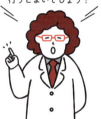

サルコペニアの高齢者では，シスタチンCの測定を行うとよいでしょう！

症例の問題点

- 低体重，低栄養
- 骨粗鬆症
- 高齢，骨格筋量の著明な減少（サルコペニア），転倒・骨折のリスク
- 貧血（術前，術中の出血によるもの？），2型糖尿病，パーキンソン病などを合併（コモビディティ）
- 軽度〜中等度腎機能障害（CKDステージG3a）
- 多剤内服（7種類＞6種類）
- 急性炎症所見，慢性炎症
- たんぱく質摂取制限が必要？

慢性腎臓病

栄養療法のパズルクイズ

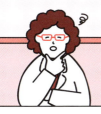

　それでは，先ほど挙げた今回の症例における栄養療法の考慮すべき問題点をピースに喩え，パズルを完成させましょう。周囲8ピースに本症例での問題点をはめ込みました。

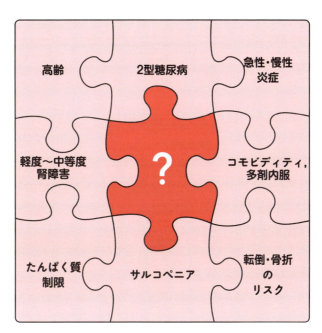

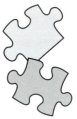

Q この8ピースの問題点に対応し，今回のCKDの症例に対応するための一手を考えたとき，❓に当てはまるピースはなんでしょう？ 最もよいと思われるピースを，下の4つから選んでください。

- Ⓐ 血清クレアチニン値を正常範囲に維持
- Ⓑ 血清シスタチンCによる腎機能評価
- Ⓒ 活性型ビタミンD₃製剤の内服を中止
- Ⓓ 安静・運動制限

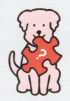

第3章

Dr. 吉田の選んだピースはこれ！

B 血清シスタチンCによる腎機能評価

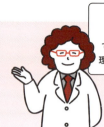

今回は非常に簡単だったでしょうか？では私がこのピースを選んだ理由を一緒にみていきましょう！

 パズルの解き方

高齢・骨格筋量の減少した患者における腎機能の指標は？

まず本症例のキーポイントは，骨格筋量が著明に減少していたことです。

(1) クレアチニンによる腎機能評価

腎機能の指標の一つであるクレアチニンは，骨格筋で産生されますが，骨格筋量が減少している場合，クレアチニンによる腎機能評価が当てにならないことがあります。本症例でも，腎機能が低下しているにもかかわらず，骨格筋量が著しく低下していたため，血清クレアチニン値からはCKDであることが把握できませんでした。したがって，Ⓐ**血清クレアチニン値を正常範囲に維持** は，経過観察の目安にはなりますが，CKDの進行を正確に把握することにはつながらないため，不正解です。

(2) シスタチンCによる腎機能評価

一方，シスタチンCは骨格筋量に影響を受けることなく腎機能を評価することが可能です。つまり，本症例のような骨格筋量が減少した患者の腎機能をみる場合には，シスタチンCを用いた評価を行うことが望ましいでしょう。よって今回はⒷ**血清シスタチンCによる腎機能評価**が最も適切な対応であると筆者は考えます。また，高齢患者が多い当院の症例で，血清クレアチニンと血清シスタチンCで評価した腎機能を比較してみました（**図3**）[9),10)]。骨格筋量減少の影響で腎機能が過大評価されている症例がいかに多いか，おわかりいただけると思います。**表1**にはシスタチンCを測定するメリットをまとめました。

表1 シスタチンCで腎機能を評価するメリット

- 骨格筋量に影響されることなく，正確な腎機能を把握できる
- 薬剤の過剰投与，有害反応のリスクを回避できる
  例：抗菌薬，ジゴキシン，ダビガトラン，カルボプラチンなど
- たんぱく質の過剰摂取を回避し，腎機能を維持することができる
- 骨格筋量の推定を行うことができる（eSMI）[9),10)]

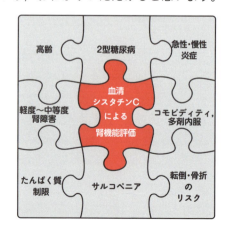

慢性腎臓病

CKDによる骨ミネラル代謝異常（CKD-MBD）に注意

(1)CKD患者の骨折リスク

本症例は，加齢による骨粗鬆症に加え，CKDによる骨ミネラル代謝異常(mineral and bone disorder：CKD-MBD)[7),11),12)]を合併していた可能性があります．米国で，CKD患者の大腿骨近位部骨折の発症リスクについて調べた研究によると，CKDを合併しない場合に対するオッズ比は2.32と高く，CKD患者では骨折のリスクが高まることが報告されています[13)]。特に，eGFR 60mL/min/1.73m² 未満，CKDステージG3以上の症例では，骨粗鬆症による二次性骨折のリスクが高いと考えられています．

(2)骨折リスクを減らす薬剤

骨粗鬆症の治療でおなじみの活性型ビタミンD_3製剤，ビスホスホネート製剤，選択的エストロゲン受容体調節薬（SERM），副甲状腺ホルモン（PTH）製剤，抗RANKL抗体などを用いることで，CKD患者の骨折リスクを減らす可能性があることが報告されています．特に，活性型ビタミンD_3製剤は，骨密度低下を防ぎ，骨粗鬆症の進行を防止することはよく知られていますが，そのほかにも，PTH値を安定化させるとともに，炎症を抑制し，尿蛋白を減少させる効果も期待できます．また，サルコペニアの予防にもつながります[14)]．したがって，❸活性型ビタミンD_3製剤の内服を中止　は誤りで，むしろ，積極的に投与を検討すべきです．この際，高カルシウム血症を発症していないかモニタリングをしていくことは忘れないようにしましょう．本症例では，低アルブミン血症（4.0g/dL未満）を補正しても，血清カルシウム値は正常範囲内なので，服薬継続が可能です．

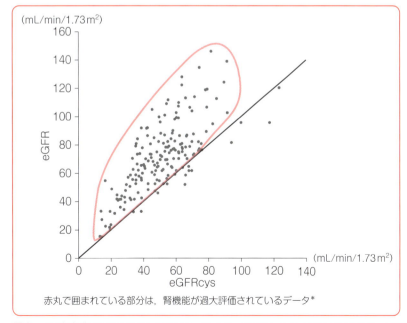

赤丸で囲まれている部分は，腎機能が過大評価されているデータ*

図3 入院患者におけるクレアチニンによるeGFRとシスタチンCによるeGFRcys

＊　筆者注

〔吉田貞夫：臨床栄養, 142：485, 2023より〕

▶ 低アルブミン血症下の血清カルシウム値の補正（Payneの補正式）

補正血清Ca値＝実測血清Ca値＋（4 － 血清Alb値）

本症例では，8.7 ＋（4 － 2.9）＝ 9.8mg/dL となります。

（3）リン排泄低下からの高リン血症への進展を予防する

また，CKD-MBDの症例では，血清無機リン値の上昇を防ぐことが重要です。

腎機能が低下し，腎臓でのリン排泄が低下すると，線維芽細胞増殖因子23（FGF23）という物質が分泌され，リン排泄を促進します。腎機能が維持されていればリン排泄の低下を代償できますが，さらに腎機能が低下してくると，FGF23が分泌されても，リンの尿中への排泄が追いつかなくなります。その結果，FGF23分泌が亢進，ビタミンDの活性化が抑制され，腸管からのカルシウムの吸収が減少し，低カルシウム血症となります。また，リン排泄の低下により高リン血症となると，血中のリンとカルシウムが結合するため，ますます低カルシウム血症が進行します。活性型ビタミンDの減少，低カルシウム血症，高リン血症は，副甲状腺を刺激し，二次性副甲状腺機能亢進症を引き起こします（図4）[15]。過剰に分泌されたPTHは，骨からのカルシウム，リンの溶出を増加させ，骨粗鬆症や血管壁の石灰化などを引き起こします。

二次性副甲状腺機能亢進症では，副甲状腺からのPTHの過剰分泌が続くうちに，副甲状腺細胞上のカルシウム受容体の発現が減少し，血清カルシウム値が高くなってもそれを感知できず，PTH分泌の制御が困難となります。カルシウム受容体作動薬のシナカルセトはカルシウム受容体の感受性を増強し，PTH分泌を抑制，骨からのカルシウム，リンの溶出を減少させるため，進行したCKDでの高カルシウム血症，CKD-MBDの治療に使用されています。

サルコペニアの進行，転倒・骨折を防ぐ

本症例では，すでに骨格筋量が著しく減少し，サルコペニアが進行していることが伺えます。今回，手術は無事成功し，リハビリテーションを行うことで歩行が可能となりました。しかし，またいつ転倒し，骨折するかわかりません。これからも，できる限り骨格筋量を維持していくことが重要です。そのためには，適正な量のたんぱく質，エネルギーを摂取し，運動を行うことが必要です。したがって，❶安静・運動制限　も誤りです。

CKD症例のサルコペニアの進行を防ぐため，日本腎臓学会の『サルコペニア・フレイルを合併した保存期CKDの食事療法の提言』では，高齢CKDステージG3に対して，1.3g/kg標準体重/日を上限の目安として，たんぱく質摂取制限を緩和することが提唱されています[15]。筋蛋白合成を促進するロイシンやその代謝産物である3-ヒドロキシイソ吉草酸（HMB）などの補充も検討してよいかもしれません。

ここで，シスタチンCを測定するメリットをもう一つ紹介します。それは骨格筋量の推定に使用できる可能性があるということです。当院の症例から経験的に作成された計算式[9),10)]で，本症例の骨格筋量（eSMI）を推定してみると，入院時は4.6kg/m^{2}でしたが，退院時には5.0kg/m^{2}まで改善していました。浮腫や手術部位の炎症などがある場合，こうした変化は生

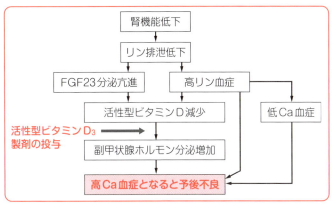

図4 CKD-MBDの発症機序
〔吉田貞夫：ニュートリションケア，11：723-727，2018／日本腎臓学会：日本腎臓学会誌，61：525-556，2019より作成〕

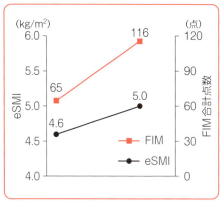

図5 症例の骨格筋量とADLの推移

体電気インピーダンス（bioelectrical impedance analysis：BIA）法のみでは検出できないので，こうした点でも血清シスタチンCの測定は有用なのです。日常生活動作（activities of daily living：ADL）の指標である機能的自立度評価（functional independence measure：FIM）も，65点から116点に改善しました**（図5）**。

近年，骨粗鬆症について，進行や転倒・骨折を防止する多職種リエゾンサービスが行われるようになりました。2022年4月の診療報酬改定では，大腿骨近位部骨折患者に対する「二次性骨折予防継続管理料」が新設され，急性期病院，回復期リハビリテーション病院，クリニックの間での地域連携も行われるようになってきています。薬剤師のみなさんも，ぜひ，CKD症例に適切に対応するノウハウをさらに磨いて，多職種連携の輪に積極的に参加していただきたいと思います。

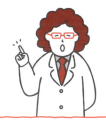

文献
1) Wada T, et al；Research Group of Diabetic Nephropathy, Ministry of Health, Labour, and Welfare of Japan：Clinical impact of albuminuria and glomerular filtration rate on renal and cardiovascular events, and all-cause mortality in Japanese patients with type 2 diabetes. Clin Exp Nephrol, 18：613-620, 2014
2) 吉田貞夫：高齢者──サルコペニア，フレイル，コモビディティへの配慮も含め．月刊薬事，63：1624-1632, 2021
3) 吉田貞夫・編著：高齢者を低栄養にしない20のアプローチ MNAで早期発見 事例でわかる基本と疾患別の対応ポイント．メディカ出版，2017
4) Cederholm T, et al；GLIM Core Leadership Committee；GLIM Working Group：GLIM criteria for the diagnosis of malnutrition - A consensus report from the global clinical nutrition community. Clin Nutr, 38：1-9, 2019
5) 吉田貞夫：国際標準の低栄養診断「GLIM（グリム）基準」とは？ ナースマガジン，39：14, 2022
6) 吉田貞夫：GLIM基準を使ってみよう！ナースマガジン，40：26, 2022
7) 日本腎臓学会・編：エビデンスに基づくCKD診療ガイドライン2023．東京医学社，2023
8) 日本腎臓学会・編：慢性腎臓病に対する食事療法基準2014年版．日本腎臓学会誌，56：553-599, 2014
9) Yoshida S, et al：Assessment of sarcopenia and malnutrition using estimated GFR ratio（eGFRcys/eGFR） in hospitalised adult patients. Clin Nutr ESPEN, 48：456-463, 2022
10) 吉田貞夫：クレアチニン，シスタチンCによる腎機能評価の特性を応用した骨格筋量評価の試み．臨床栄養，142：484-487, 2023
11) 日本透析医学会 慢性腎臓病に伴う骨・ミネラル代謝異常の診療ガイドライン．日本透析医学会雑誌，45：301-356, 2012
12) 吉田貞夫：慢性腎臓病患者は骨粗鬆症になりやすいの？ ニュートリションケア，11：723-727, 2018
13) Nickolas TL, et al：Relationship between moderate to severe kidney disease and hip fracture in the United States. J Am Soc Nephrol, 17：3223-3232, 2006
14) Gutierrez OM：Fibroblast growth factor 23 and disordered vitamin D metabolism in chronic kidney disease：updating the "trade-off" hypothesis. Clin J Am Soc Nephrol, 5：1710-1716, 2010
15) 日本腎臓学会：サルコペニア・フレイルを合併した保存期CKDの食事療法の提言．日本腎臓学会誌，61：525-556, 2019

第3章 パズルで紐解く病態別栄養療法

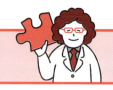

3 低ナトリウム血症に適切に対応するために必要なピースはどれ？

一般的に，血清ナトリウム（Na）値が135mEq/L未満である場合，低Na血症と診断され，血清Na値125mEq/L未満の場合は，重度の低Na血症とされています。海外の報告では，入院患者の30％以上に低Na血症が認められ，その多くは高齢者です[1]。高齢化の進行したわが国では，入院患者の多くが高齢者です。低Na血症は，日常の臨床で極めて高頻度にみられる病態ですが，原因を把握し，適切な治療を行うことは難しいといわれています[2)-5)]。また，適切な治療が行われなかった場合，日常生活動作（activities of daily living：ADL）の低下や死亡率の増加にもつながるといわれています。今回は，低Na血症に適切に対応するためにチェックするべきポイントについて，考えてみましょう。

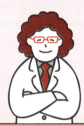

 症例

89歳，男性
【診断】潰瘍性大腸炎，大腸全摘術後
【既往歴】陳旧性肺結核，腰部脊柱管狭窄症
【現病歴】
潰瘍性大腸炎で治療中だったが，しばしば下血を繰り返していた。腹痛と発熱を認め，CTでは腹水の貯留を認めたことから，消化管穿孔と診断された。高齢だが，本人，家族が手術を希望し，大腸全摘術が施行された。術後，創傷治癒は問題なく，発熱，炎症所見も数日で軽快したが，下肢筋力などが低下し，立位・歩行などが不安定で，ADLの低下も著しく，再び自宅で生活するため，リハビリテーションを継続する方針となった。しかし，活気に乏しく，起き上がるのも困難なことがあった。食事摂取も不良で，呼びかけに対する反応もあいまいだった。下痢はない。
【身体所見】（↑：基準値に比較し上昇，↓：基準値に比較し低下）
身長154.0cm，体重46.8kg，BMI 19.7kg/m^2，血圧126/70mmHg，脈拍68回/分，体

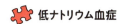 低ナトリウム血症

温 36.6℃，動脈血酸素飽和度 92％（パルスオキシメータ），貧血 なし，皮膚乾燥 軽度，甲状腺腫大 なし，リンパ節腫大 なし，心雑音 なし，呼吸音 清，腹部圧痛 なし，腹部膨満 軽度，筋性防御 なし

【検査所見】（↑：基準値に比較し上昇，↓：基準値に比較し低下）
Na 124mEq/L↓，K 3.7mEq/L，Cl 87mEq/L↓，BUN 5.6mg/dL↓，Cre 0.46mg/dL↓，FT₄ 1.45ng/dL，TSH 5.2μU/mL↑

【栄養アセスメント・診断結果】
- 主観的包括的評価（SGA）　：中等度の低栄養
- MNA-SF[6]　　　　　　　：5点（低栄養）
- GLIM（図1）[7)-9)]　　　：低栄養に該当しない

【処方内容】
- ランソプラゾール錠15mg　　1回1錠　1日1回　朝食後
- アムロジピン錠5mg　　　　　1回1錠　1日1回　朝食後
- レバミピド錠100mg　　　　　1回1錠　1日3回　毎食後
- 大建中湯（1包2.5g）　　　　 1回2包　1日3回　毎食間

表現型	病因
意図しない体重減少 ☐ 6カ月以内に5％以上の体重減少 ☐ 6カ月以上で10％以上の体重減少 低BMI（アジア人） ☐ 18.5未満（70歳未満） ☐ 20未満（70歳以上） 筋肉量減少 ☐ BIAによるSMIで男性7.0kg/m² 未満 　　　　　　　　　女性5.7kg/m² 未満	食事摂取量減少／消化吸収能低下 ☑ エネルギー必要量の50％以下が1週間以上 ☑ 食事摂取量の低下が2週間以上 ☐ 消化吸収障害，慢性的な消化器症状 疾患による炎症 ☑ 急性疾患／外傷などによる侵襲 ☑ 慢性疾患
☐ 上記の一つ以上が該当	かつ　☑ 上記の一つ以上が該当

↓
☐ 低栄養状態
↓
表現型で該当するものがないため，低栄養には該当しない

図1　GLIMによる低栄養診断の結果

 問題点をみつけるヒント

　この症例では，血清Na値が125mEq/L未満と重度の低Na血症でした。活気に乏しく倦怠感も強く，食事摂取不良で，意識レベルも軽度低下，呼びかけに対する反応もあいまいだったのは，おそらく低Na血症のためだと思われます。みなさんがこの症例の担当だったとします。検査所見をみてさらに詳しい検査結果が知りたいと思った場合，どんな検査を提案しますか？

▶ 血漿浸透圧と尿浸透圧の検査を提案

　低Na血症の原因が何か？ それを明らかにするためには，まず，血漿浸透圧と尿浸透圧の検

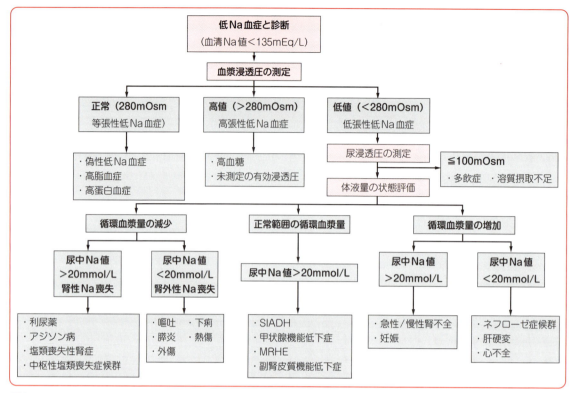

図2 低Na血症の原因の鑑別診断
〔Grammatiki M, et al : Medicine (Baltimore), 95：e2872, 2016／Chonchol M. et al : Hyponatremia, In: Acid-Base and Electrolyte Disorders: A Companion to Brenner and Rector's The Kidney, 1st edn.,DuBose T, Hamm L, eds. Saunders, 229–240, 2002を参考に作成〕

査が必要です(図2)[10), 11)]。血漿浸透圧が高値，つまり，高張性の場合，糖尿病による高血糖が原因の低Na血症などが疑われます。また，尿浸透圧が著しく低い場合，多飲症，水中毒などによる低Na血症が疑われます。続いて，尿中のNa排泄量を調べます。尿へのNa排泄が増加しているかどうかが，低Na血症の原因を確定するために重要です。

【追加検査結果】

血漿浸透圧 262mOsm/L↓（低張），尿浸透圧 310mOsm/L↑，尿中Na排泄 60mEq/L↑

　追加検査結果を踏まえ，主治医は抗利尿ホルモン不適合分泌症候群(syndrome of inappropriate secretion of antidiuretic hormone：SIADH)を疑い，水分摂取量を700mL/日(体重1kgあたり15mL/日)に制限し，経過を観察したが，血清Na値は128mEq/Lと改善が認められなかった。

症例の問題点

- 重度低Na血症
- 浮腫なし
- 脱水はあるとしても軽度
- 高齢
- 軽度の意識障害
- 活気低下，倦怠感
- 尿中Na排泄量の増加
- 水制限による改善は認められない

低ナトリウム血症

栄養療法のパズルクイズ

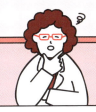

　それでは，先ほど挙げた今回の症例における栄養療法の考慮すべき問題点をピースに喩え，パズルを完成させましょう。周囲8ピースに本症例での低Na血症を改善させるために考慮すべき要点をはめ込みました。

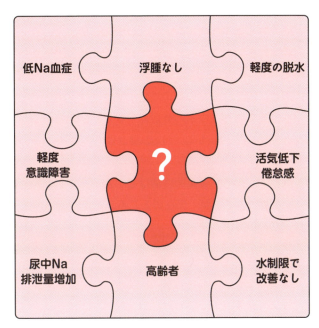

> **Q** この8ピースの問題を解決し，低Na血症を改善させるための一手を考えたとき，?に当てはまるピースはなんでしょう？
> 最もよいと思われるピースを，下の4つから選んでください。
>
> Ⓐ 水制限を継続する
> Ⓑ 水制限を解除し，食塩を15g/日投与する
> Ⓒ 生理食塩液を投与する
> Ⓓ ミネラルコルチコイドを投与する

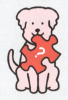

81

Dr.吉田の選んだピースはこれ!

D ミネラルコルチコイドを投与する

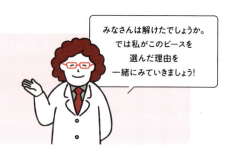

みなさんは解けたでしょうか。では私がこのピースを選んだ理由を一緒にみていきましょう!

🧩 パズルの解き方

Naは水とともに動く!

もう一度,をご覧ください。図の中央付近に,細胞外液量が増加しているかどうかという項目があります。血清Na値の異常は細胞外液量,つまり水の移動と切っても切れない関係があります。ほかの電解質,例えばカリウムの場合,低カリウム血症ではカリウムの摂取不足,排泄過剰が,高カリウム血症ではカリウムの排泄低下などが原因であることが多く,カリウム摂取量を調整するのが一般的です。しかし,Naの場合は,水とのバランスで考えることが重要なのです。

この症例では,浮腫はなく,細胞外液量の増加はないようです。大腸全摘術後で,下痢による水分やNaの喪失も考慮すべきですが,現在のところ,下痢はみられず,脱水は軽度で,細胞外液量は何とか維持されているようです。

細胞外液量がほぼ正常のところをみると,考えるべき疾患として,SIADH,甲状腺機能低下症,ミネラルコルチコイド反応性低Na血症(mineralcorticoid responsive hyponatremia of the elderly:MRHE)の3つが挙げられています。

低Na血症=食塩を投与 は誤り?

スイス[3]やイギリス[12]の病院の報告をみる限り,重度低Na血症の原因の大部分は,利尿薬などによる薬剤性,もしくはSIADHです(図3)。したがって,低Na血症を認めた際に,安易に食塩を追加するという対応は,ほとんどの場合で誤りです。通常,1日2g以上の食塩に相当する量を摂取していれば,Naの欠乏は起きないといわれています。日本人の食事摂取基準(2025年版)では,成人におけるNaの推定摂取量は食塩相当量で1.5g/日(男女共通)とされています[13]。

低Na血症の症例をみかけた際は,まず,サイアザイド系などの利尿薬が使用されていないか確認しましょう。サイアザイド系利尿薬が原因で低

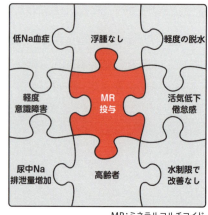

MR:ミネラルコルチコイド

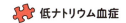

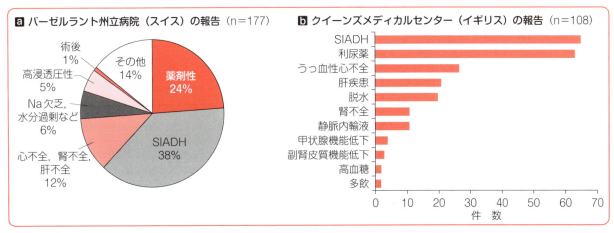

図3 重度低Na血症の原因

〔a Isaak J, et al：J Clin Med, 12：3567, 2023／b Clayton JA, et al：QJM, 99：505-511, 2006を参考に作成〕

Na血症を発症していると考えられた場合，薬剤の変更を提案してみましょう。サイアザイド系利尿薬と比べ，フロセミドなどのループ利尿薬のほうが低Na血症のリスクが低いといわれています[4]。また，利尿薬を投与中の心不全症例で低Na血症がみられた場合，選択的バソプレシンV_2受容体拮抗薬であるトルバプタンを投与することで，ループ利尿薬を減量でき，腎機能の保持につながったという報告もあります[14]。

利尿薬などが使用されていない場合は，SIADHの可能性がないか検討します。SIADHは，血漿浸透圧の上昇がないにもかかわらず，抗利尿ホルモン(anti diuretic hormone：ADH)が不適切に分泌される病態のことです。ADHにより，腎での水の再吸収が促進され，水分の貯留過多をきたし，希釈性の低Na血症を発症します。SIADHの治療の基本は，水制限です。今回の症例で，主治医が，まず水制限を行って反応を確認したのは適切だったかもしれません。SIADHの治療の際，食塩を経口的に投与(成人の場合，食塩9g/日)することがあります[15]。しかし，この場合も，水制限を行うことが前提です。近年，トルバプタンがSIADHの治療に用いられるようになっています。

イギリスの病院の報告[12]では，SIADHの最大の原因は，下気道感染，すなわち肺炎や気管支炎でした(図4)。また，肺がんなどによってもSIADHを発症することが知られています。呼吸器疾患がSIADHを引き起こす機序として，胸腔内圧の上昇が静脈灌流を減少させ，ADHの分泌を増加させるのではないかと考えられています。摂食・嚥下訓練を行っている症例や，経腸栄養を行う症例では，誤嚥性肺炎を発症することが少なくありません。このような症例で，低Na血症をみかけたときには，まずSIADHの可能性を考慮しましょう。抗うつ薬〔選択的セロトニン再取り込み阻害薬(SSRI)〕や，抗てんかん薬のカルバマゼピンなどの薬剤がSIADHの原因となることもあります。

第3章

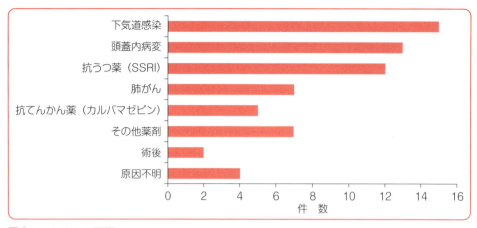

図4　SIADHの原因

〔Clayton JA, et al：QJM, 99：505-511, 2006を参考に作成〕

高齢者の副腎機能低下に注意

　今回の症例では，血漿浸透圧は262mOsm/Lと低張であるのに対して，尿浸透圧は310mOsm/Lと高張で，尿中Na排泄も60mEq/Lと増加していました．体重1kgあたり15mL/日の厳しい水分摂取制限を行っても，血清Na値の改善が認められなかったことからSIADHが原因ではない可能性があります．さらに甲状腺機能も正常でした．

　ここで，鑑別に挙がるのがMRHEです．MRHEでは，副腎機能の低下により腎でのNa再吸収が障害され，尿中にNaが排泄され，低Na血症をきたします．これは，フルドロコルチゾンなどのミネラルコルチコイドの投与を行うことで改善する可能性があります．したがって，現段階で行うべき選択は，**Ⓓミネラルコルチコイド投与**　です．

　Ⓐ水制限を継続する　は，体重あたり15mL/日の厳しい水分摂取制限を継続することにより，著しい脱水となり，急性腎不全，脳虚血，心筋虚血などの重篤な病態につながる危険性があるので，推奨できません．**Ⓑ水制限を解除して食塩を15g/日投与する**　と，**Ⓒ生理食塩液を投与する**　は，おそらく効果がないばかりか，Naや水を過剰に投与することで，心不全などを引き起こす可能性もあるため，むしろ行わないほうがよいと考えられます．実際，この症例にフルドロコルチゾン0.1mg/日を朝夕の2回に分割して投与したところ，血清Na値は137mEq/Lまで改善しました．

低Na血症の原因の確定は難しい

　今回の症例で，副腎機能の検査を行ったところ，血清副腎皮質刺激ホルモン（ACTH）値は26.8pg/mL，血清コルチゾール値は17.3μg/dL，血清アルドステロン値は37pg/mL（臥位）と，血清アルドステロン値は低めながらも，正常範囲内でした．今回のように，さまざま

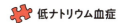 低ナトリウム血症

な検査を行っても，診断基準に合致しない症例が多いのも，低Na血症の診断・治療を難しくする大きな要因と考えられています[3]）。

尿中Na排泄が増加する原因には，SIADH，MRHEのほかに，腎不全，脳血管障害の急性期などで下垂体などによる調節機能の障害によりNaが多量に尿中に排泄される中枢性塩類喪失症候群（cerebral salt wasting syndrome：CSWS）など，さまざまなものが知られています[10]）。CSWSでは，Naの補充が必須で，生理食塩液などの輸液で低Na血症が改善します。

以上のように，低Na血症の診断・治療は，疾患の既往や，細胞外液量の増減などによって鑑別診断を進めますが，確定診断に至らず，治療の効果をみて，効果がなかった場合には別な診断を検討し，治療を切り替えていくことも少なくありません。みなさんの担当する患者さんが低Na血症だったときには，どのような治療が開始され，効果があったのかどうか，リアルタイムに確認してみてください。

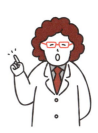

文献

1) Upadhyay A, et al：Epidemiology of hyponatremia. Semin Nephrol, 29：227-238, 2009
2) Spasovski G, et al；Hyponatraemia Guideline Development Group：Clinical practice guideline on diagnosis and treatment of hyponatraemia. Eur J Endocrinol, 170：G1-47, 2014
3) Isaak J, et al：Diagnostic Workup and Outcome in Patients with Profound Hyponatremia. J Clin Med, 12：3567, 2023
4) 角 浩史，他：低ナトリウム血症－その病態に基づいた鑑別診断－．日本内科学会雑誌，111：902-911, 2022
5) 吉田貞夫：電解質管理のピットフォール―とくに血清ナトリウム濃度などの管理について．臨床栄養, 126：813-819, 2015
6) 吉田貞夫・編著：高齢者を低栄養にしない20のアプローチ MNAで早期発見 事例でわかる基本と疾患別の対応ポイント．メディカ出版，2017
7) Cederholm T, et al：GLIM criteria for the diagnosis of malnutrition - A consensus report from the global clinical nutrition community. Clin Nutr, 38：1-9, 2019
8) 吉田貞夫：国際標準の低栄養診断「GLIM（グリム）基準」とは？ ナースマガジン，39：14, 2022
9) 吉田貞夫：実際にGLIM基準の診断をやってみよう！ ナースマガジン，40：26, 2022
10) Grammatiki M, et al：Patient With Severe Hyponatremia Caused by Adrenal Insufficiency Due to Ectopic Posterior Pituitary Lobe and Miscommunication Between Hypothalamus and Pituitary: A Case Report. Medicine (Baltimore), 95：e2872, 2016
11) Chonchol M. et al：Hyponatremia, In: Acid-Base and Electrolyte Disorders: A Companion to Brenner and Rector's The Kidney, 1st edn., DuBose T, Hamm L, eds. Saunders, pp229-240, 2002
12) Clayton JA, et al：Severe hyponatraemia in medical in-patients：aetiology, assessment and outcome. QJM, 99：505-511, 2006
13) 厚生労働省：「日本人の食事摂取基準（2025年版）」策定検討会報告書（https://www.mhlw.go.jp/content/10904750/001316468.pdf）（2024年11月アクセス）
14) Oka T, et al：Renoprotection by long-term low-dose tolvaptan in patients with heart failure and hyponatremia. ESC Heart Fail, 8：4904-4914, 2021
15) 厚生労働科学研究費補助金難治性疾患等政策研究事業「間脳下垂体機能障害に関する調査研究」班・編：間脳下垂体機能障害の診断と治療の手引き．日本内分泌学会雑誌，95：1-60, 2019

第3章 パズルで紐解く病態別栄養療法

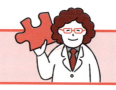

4 慢性閉塞性肺疾患の低栄養に適切に対応するために必要なピースはどれ？

わが国では，毎年16,000人以上が慢性閉塞性肺疾患（chronic obstructive pulmonary disease：COPD）で死亡しており，男性では死因の第9位です。国際的にもCOPD対策の重要性が注目されており，Global Initiative for Chronic Obstructive Lung Disease（GOLD）という組織が診断・治療などのガイドラインを作成し，2023年にも改訂が行われました[1]。COPDの症例では，低栄養を認めることが多く，低栄養の症例は予後が悪いといわれています[2]。COPDを引き起こす最大の原因は喫煙です。みなさんが服薬指導する患者さんのなかに，ヘビースモーカーで，痩せていて，いかにも体力が低下している方はいないでしょうか？
今回は，COPDの低栄養に適切に対応するためにチェックすべきポイントについて，考えてみましょう。

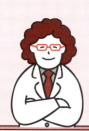

症例

67歳，男性
【診断】両下腿蜂窩織炎，COPD GOLDステージ3（肺気腫），慢性心不全，慢性腎臓病（CKD）
【既往歴】
陳旧性心筋梗塞，タバコは数年前まで1日平均20本，多いときは1日40本，ブリンクマン指数940
【現病歴】
自宅療養中で，全身倦怠感から臥床がちで食欲も低下し，時折椅子に座るといった生活で，転倒・骨折のリスクが高く，移動時には介助が必要だった。以前より両下腿の浮腫が認められていたが，数日前より発赤，熱感，疼痛が出現したために受診。両下腿蜂窩織炎と診断された。
【身体所見】（↑：基準値に比較し上昇，↓：基準値に比較し低下）
身長162.0cm，体重43.5kg，BMI 16.5kg/m²，血圧118/66mmHg　脈拍70回/分，体温36.7℃，動脈血酸素飽和度（パルスオキシメータ）93％（酸素2L/分投与時），

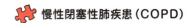慢性閉塞性肺疾患(COPD)

るい痩 著明，貧血 なし，皮膚乾燥 軽度，甲状腺腫大 なし，リンパ節の腫大 なし，心雑音 なし，呼吸音 清，腹部圧痛 なし，腹部 陥凹，筋性防御 なし，両趾に爪白癬，四肢骨格筋指数(SMI) 5.5kg/m² ↓（男性のカットオフ値 7.0kg/m² 未満），握力(右)11kg ↓，(左)10kg ↓

【検査所見】(↑：基準値に比較し上昇，↓：基準値に比較し低下)

白血球数 15,490/mm³ ↑，好中球数 12,580/mm³ ↑，総リンパ球数 1,800/mm³，Hb 13.6g/dL，CRP 9.5mg/dL ↑，Alb 2.2g/dL ↓，BUN 12.7mg/dL，Cre 1.1mg/dL ↑，eGFR 55.0mL/min/1.73m² ↓

【血液ガス分析】

pH 7.35 ↓，pCO_2 56.5mmHg ↑，pO_2 71.5mmHg ↓（酸素2L/分投与時）

【肺機能】

VC(肺活量)1.52L ↓，%VC 43.5% ↓，FEV1.0(1秒量)0.52L ↓，%FEV1.0 47% ↓

【画像所見】

胸部X線画像(図1)で，両肺の膨張と横隔膜の平坦化が認められる。CT画像(図2)で広範に低吸収域(黒く見えるところ)が認められ，肺胞の破壊，気腫性変化と考えられる。皮下脂肪の減少も認められる。

【栄養アセスメント・診断結果】

- 主観的包括的評価(SGA)：高度の低栄養
- MNA-SF[3]　　　　　　：6点(低栄養)
- GLIM (図1)[4)-6)]　　：重度の低栄養

【処方内容】

- スピロノラクトン錠25mg　　　　1回1錠　1日1回　朝食後
- フロセミド錠40mg　　　　　　　1回1錠　1日1回　朝食後
- エナラプリルマレイン酸塩錠2.5mg　1回1錠　1日1回　朝食後
- ビソプロロールフマル酸塩錠2.5mg　1回1錠　1日1回　朝食後
- フェブキソスタット錠10mg　　　1回1錠　1日1回　朝食後

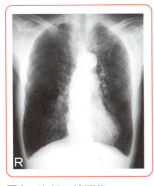

図1　胸部X線画像

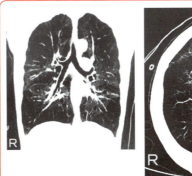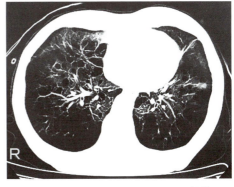

黒く見える部分は，すべて肺胞が破壊され，空洞のようになっている部分
一部白く見える部分は，かろうじて機能を維持している肺組織である

図2　CT画像

表現型	病因
意図しない体重減少 □ 6カ月以内に5％以上の体重減少 □ 6カ月以上で10％以上の体重減少 低BMI（アジア人） ☑ 18.5未満（70歳未満） □ 20未満（70歳以上） 筋肉量減少 ☑ BIAによるSMIで男性7.0kg/m²未満 　　　　　　　　女性5.7kg/m²未満	食事摂取量減少/消化吸収能低下 □ エネルギー必要量の50％以下が1週間以上 ☑ 食事摂取量の低下が2週間以上 □ 消化吸収障害，慢性的な消化器症状 疾患による炎症 □ 急性疾患/外傷などによる侵襲 ☑ 慢性疾患
☑ 上記の一つ以上が該当　かつ	☑ 上記の一つ以上が該当

↓
☑ 低栄養状態

重症度の確認

	体重減少	低BMI	筋肉量減少
中等症	□ 過去6カ月以内で5～10％ □ 過去6カ月以上で10～20％	—	□ 軽度～中等度の減少
重症	□ 過去6カ月以内で10％以上 □ 過去6カ月以上で20％以上	☑ 18.5未満（70歳未満） □ 20未満（70歳以上）	☑ 重度の減少

☑ 重度の低栄養

図3 GLIMによる低栄養診断の結果

問題点をみつけるヒント

　この症例は，長期にわたって多量の喫煙を続けた結果，肺気腫を発症しました。病状はかなり進行しており，GOLDステージ3です。動脈血中のCO_2分圧（pCO_2）が上昇し45mmHgを超え，II型呼吸不全，呼吸性アシドーシスの状態となっています。CT画像で黒く見える部分はすべて，肺胞が破壊され，空洞のようになっている部分です。一方，一部白く見える部分がかろうじて機能を維持している肺組織です。

　また，過去に心筋梗塞を発症していることから，心機能が低下し，慢性心不全を併発したと考えられます。利尿薬，ACE阻害薬，β遮断薬などを内服し，心不全症状は軽快していましたが，酸素を投与しないと動脈血中の酸素分圧（pO_2）が維持できない状態で，全身倦怠感も強かったようです。全身倦怠感や食欲低下には，炎症の存在も影響していた可能性があります。ステージG3a（軽度～中等度腎機能低下）のCKDも併発していますが，原因ははっきりしません。

　心不全，活動低下の影響で，両下肢の浮腫が常時認められていましたが，感染により蜂窩織炎を発症したようです。両趾の爪白癬が蜂窩織炎の発症に影響していた可能性もあります。SMIは5.5kg/m²，握力も11kgと低下しており，明らかにサルコペニアが進行しています。るい痩が著明で，おそらく食欲も低下し，食事が十分摂取できていなかったのではないかと思われます。これらを踏まえ，本症例の問題点はどこにあるのか整理していきましょう。

症例の問題点
- CO_2貯留
- II型呼吸不全
- 呼吸性アシドーシス
- 全身倦怠感，食欲低下
- 低栄養
- 体重減少
- サルコペニア
- 転倒・骨折のリスク

慢性閉塞性肺疾患（COPD）

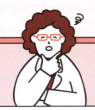

栄養療法のパズルクイズ

　それでは，先ほど挙げた今回の症例における栄養療法の考慮すべき問題点をピースに喩え，パズルを完成させましょう。周囲8ピースに本症例での問題点をはめ込みました。

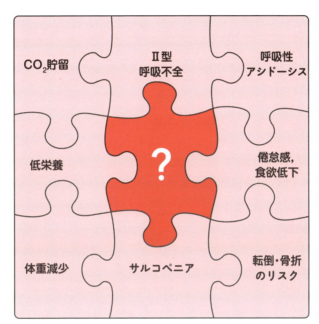
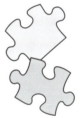

Q この8ピースの問題点に対応し，COPD患者の低栄養を改善するための一手を考えたとき，?に当てはまるピースはなんでしょう？最もよいと思われるピースを，下の4つから選んでください。

Ⓐ 塩分制限
Ⓑ 脂質の摂取を増やす
Ⓒ 糖質（炭水化物）の摂取を増やす
Ⓓ たんぱく質摂取を標準体重1kgあたり1.5gに増やす

第3章

89

Dr. 吉田の選んだピースはこれ！

B 脂質の摂取を増やす

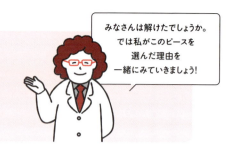

パズルの解き方

COPD症例の低体重，体重減少を放置しない

(1) 低体重・体重減少の割合

COPDの症例は，低体重を合併していることが少なくありません。オランダの報告では，BMI 21kg/m² 未満の体重減少または除脂肪体重の減少が認められた割合はCOPD症例全体の27%でした。男女別でみると，男性では20.3%，女性では39.9%において，体重減少または除脂肪体重の減少を認めました**(図4)**[7]。わが国で行われたJapan Collaborative Cohort（JACC）studyでも，45,837症例のうち5,069例（11.1%）がBMI 18.5〜20.0kg/m²，2,404例（5.2%）がBMI 18.5kg/m²未満の低体重でした[8]。

(2) 死亡リスクとの関連

そして，低体重のCOPD症例では死亡リスクが高いことが国内外で報告されています[2),4)]。前述のJACC studyの報告[8]でも，BMI 18.5kg/m²未満の症例における死亡リスク（BMI 20.0〜22.0kg/m²の群と比較したハザード比）は3.24と高い値を示しました**(図5)**。また，体重が減り続けている状態も，死亡リスクと関連することが報告されています。北海道と京都の施設で行われたコホート研究では，1年前に比べて0.17kg以上の体重減少または体重減少率が大きかった順で25パーセンタイルに該当した症例は，体重維持または体重増加の症例に比較し，累積生存率が有意に低下しました[9]。

COPDの症例では，定期的な体重測定が必要です。低体重の症例や，前回の測定と比較し体重減少が認められる場合は，主治医をはじめとする多職種で情報を共有し，適切な対策を行うことが重要です。

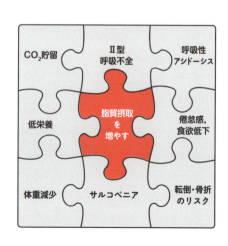

慢性閉塞性肺疾患（COPD）

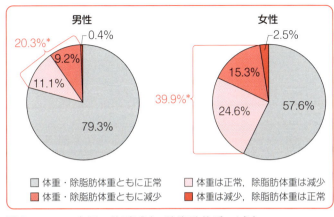

図4 COPD症例の体重減少，除脂肪体重の減少
〔Vermeeren MA, et al：Respir Med, 100：1349-1355, 2006より〕

＊ 除脂肪体重が減少した割合を示す，筆者注

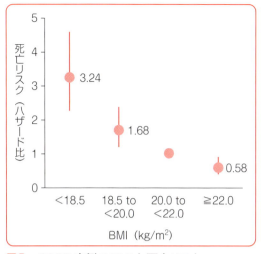

図5 COPD症例のBMIと死亡リスク
〔Wada H, et al：Sci Rep, 11：1531, 2021より〕

COPD症例が低栄養になるワケ

　GLIM基準を用いたポーランドの研究[10]では，COPD症例の22.6％が低栄養と診断されました。また，12.9％がEuropean Working Group on Sarcopenia in Older People 2（EWGSOP2）の診断アルゴリズムで，サルコペニアと判定されました。

(1) 食事摂取量の減少

　COPDの症例ではなぜ低栄養やサルコペニアになるのでしょうか？　呼吸苦などから食欲が低下し，食事摂取量が減少することで，皮下脂肪が減少，体重減少，るい痩をきたすのではないかと考えられています。また，生活習慣の影響で，味覚障害や歯の喪失などが食事摂取量をさらに減少させることもあるといわれています[1]。

　ここで Ⓐ 塩分制限を行ってしまうと，さらに食事摂取量が減少する原因となることもあるため，注意が必要です。

　そのほか，貧困など，経済的な環境による影響も指摘されています[11]。

(2) COPDそのものによる体重減少

　COPDの症例では，努力呼吸などによりエネルギー消費量が増大することが知られています[12]。さらに全身的な炎症が，体重減少や骨格筋量低下を引き起こす原因となっているとも考えられており，COPDの症例では炎症性サイトカインの一つであるTNF-αが高値であることが多く，体重減少との関連が報告されています[13]。COPDの病状が進行すると，カヘキシア（悪液質）へと移行します。

Ⅱ型呼吸不全の栄養療法と呼吸商

(1)低栄養の改善に必要なエネルギー摂取量

COPDの症例に栄養療法を行った際，低栄養が改善し，体重が2kg以上増加すると，呼吸筋の筋力や握力が改善し，生存率も改善することが報告されています[14]。低栄養を改善するためには，十分なエネルギーとたんぱく質の摂取が必要です。エネルギー消費量の増加を考慮し，少なくとも体重1kgあたり30kcalのエネルギー摂取が推奨されています[15]。体重を増加させるためには，体重1kgあたり45kcalのエネルギー量が必要ともいわれています[16]。

▶ 今回の症例では…

今回は，体重が43.5kgなので約1,960kcalとなります。この2,000kcal近いエネルギーをどうやって摂取してもらうのか，それが今回のパズルのテーマでした。

(2)エネルギー源は脂質が有効

COPDの症例では，エネルギー源として脂質を有効に用いることがよいといわれています。それは，脂質は少量でも高エネルギー(1gあたり9kcal)で，炎症を伴う症例でも血糖が上昇しにくく，さらに呼吸商が低いことが理由として挙げられます。

糖質や脂質などの栄養素が代謝されると，CO_2と水が発生します。CO_2の貯留しているⅡ型呼吸不全の症例では，多量のエネルギーを摂取した場合に，発生したCO_2が呼吸性アシドーシスを悪化させる可能性があるのです。

▶ 呼吸商による考え方

呼吸商は，栄養素1gがエネルギーに変換される際の単位時間あたりのCO_2排出量とO_2消費量の体積比です。呼吸商の値が小さいほど，発生するCO_2は少ないことになります。各栄養素の呼吸商の概算値をまとめた図6のとおり，呼吸商の値が最も小さいのは脂質です。また，脂

	呼吸商	1gあたりのエネルギー量	1kcalあたりのCO_2産生
糖質	1	4kcal	0.188L
脂質	0.7	9kcal	0.159L
たんぱく質	0.8	4kcal	0.190L

○ブドウ糖の呼吸商
$C_6H_{12}O_6 + 6O_2 \rightarrow 6CO_2 + 6H_2O$
6分子のO_2を消費し，6分子のCO_2が発生するので，呼吸商は1.0

○オレイン酸の呼吸商
$2C_{18}H_{34}O_2 + 52O_2 \rightarrow 36CO_2 + 34H_2O$
52分子のO_2を消費して，36分子のCO_2が発生するので，呼吸商は0.7

図6 各栄養素の呼吸商の概算値

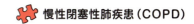
慢性閉塞性肺疾患（COPD）

質は少量でも高エネルギーであるため，1kcalあたりのCO_2の産生量も最も少ないことがわかります。

▶ 高脂質食がpCO₂を低下させる

COPDの症例に，脂質を多く含む食品（高脂質食）を使用する試みは，30年以上前から行われていますが，高脂質食の是非については，いまも評価が定まっていません。糖質のエネルギー量が増えると，COPDの症例でも呼気へのCO_2排出量（VCO_2）が増加するので，糖質でエネルギーを補給してもさして問題はないという意見もあるようです[17]。また，脂質を多く含む食品は，アドヒアランスが低く，なかには呼吸苦が増悪したというネガティブな報告[18]もあるようです。しかし，最近のメタ解析で，あらためて高脂質食がpCO_2を低下させるエビデンスが報告され[19]，Ⅱ型呼吸不全の症例のエネルギーの補給に脂質を利用することで，病態の改善につながる可能性があるようです。

ということで，今回のパズルの正解は**Ⓑ脂質の摂取を増やす**です。Ⓒ糖質（炭水化物）の摂取を増やすも誤りではありませんが，たくさんの量を食べられない患者さんでもより多くのエネルギーを摂取でき，血糖の上昇やpCO_2の上昇を抑制する可能性のあるⒷがより適切な選択肢ではないでしょうか。

(3) 上手な脂質摂取のコツ

とはいえ，日常的に多くの脂質を摂取するのは容易なことではありません。脂質を多く含有した経口補助食品（oral nutritional supplements：ONS）も市販されていますが，オリーブオイル，ココナッツオイル，中鎖脂肪酸トリグリセリド（medium chain triglyceride：MCT）のパウダーやオイルなどを使用することでも，無理なく脂質を摂取することができます**(図7)**。マヨネーズや揚げ物も，脂質を多く摂取できていいのかなと思いますが，食べ過ぎは禁物です。そして，肉などの動物性の脂肪には飽和脂肪酸が多いので，むしろ要注意です。

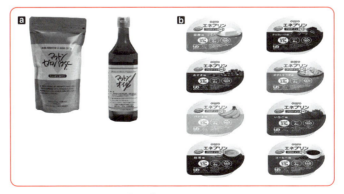

図7 市販のMCTのパウダーやオイル，MCTを含むONSの一例
〔ⓐ キッセイ薬品工業株式会社：マクトンゼロパウダー，マクトンオイル／
ⓑ 日清オイリオグループ株式会社：エネプリンプロテインプラスより〕

COPD症例のサルコペニア進行防止

(1)たんぱく質摂取の推奨

COPDの症例では，サルコペニアの進行を防ぐために，たんぱく質の摂取が重要です。体重1kgあたり1.2g程度のたんぱく質を摂取することが推奨されています[11]。

▶ 今回の症例では…

今回の症例でも，たんぱく質をできるだけ多く摂取してもらいたいところですが，この症例は，ステージG3a（軽度～中等度腎機能低下）のCKDを合併していました。CKDステージG3aの症例では，通常，たんぱく質摂取量を0.8～1.0g/kg標準体重/日に制限することが推奨されています[16]。サルコペニア・フレイルを合併した場合でも，たんぱく質の摂取量は1.3g/kg標準体重/日が上限の目安です[17]（詳しくは，慢性腎臓病の回を参照してください）。

❶たんぱく質摂取を標準体重1kgあたり1.5gに増やす を選んでしまうと，たんぱく質の過剰摂取となる可能性があります。COPDの症例においても，複数の疾患を併存するコモビディティに配慮することが大切です。

(2)ビタミンD摂取の推奨

また，サルコペニアの防止にはビタミンDも重要です。ビタミンDは，COPDの増悪を抑制する可能性があることも報告されています[18]。ビタミンDの欠乏が疑われる症例では，サプリメントなどで補充することを検討してもいいかもしれません。

COPDの栄養管理はまだエビデンスが確立されていないことも多く，実際の患者さんのケアを行う際も，一人ひとりの状態にあわせた個別の配慮が必要です。その分，ケアを行う私たちの腕のみせどころといえるかもしれません。最新の情報を確認しながら，適切なケアを目指したいですね。今後，痩せたCOPD患者さんをみかけた際は，ぜひ，栄養についてもアドバイスをしてあげてください。

文献
1) Agustí A, et al：Gold 2023：Highlights for primary care. NPJ Prim Care Respir Med, 33：28, 2023
2) King DA, et al：Nutritional aspects of chronic obstructive pulmonary disease. Proc Am Thorac Soc, 5：519-523, 2008
3) 吉田貞夫・編著：高齢者を低栄養にしない20のアプローチ MNAで早期発見 事例でわかる基本と疾患別の対応ポイント. メディカ出版, 2017
4) Cederholm T, et al：GLIM criteria for the diagnosis of malnutrition - A consensus report from the global clinical nutrition community. Clin Nutr, 38：1-9, 2019
5) 吉田貞夫：国際標準の低栄養診断「GLIM（グリム）基準」とは？ ナースマガジン, 39：14, 2022
6) 吉田貞夫：実際にGLIM基準の診断をやってみよう！ ナースマガジン, 40：26, 2022
7) Vermeeren MA, et al：Prevalence of nutritional depletion in a large out-patient population of patients with COPD. Respir Med, 100：1349-1355, 2006
8) Wada H, et al：Low BMI and weight loss aggravate COPD mortality in men, findings from a large prospective cohort：

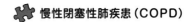

 the JACC study. Sci Rep, 11:1531, 2021
9) Abe Y, et al：Annual Body Weight Change and Prognosis in Chronic Obstructive Pulmonary Disease. Int J Chron Obstruct Pulmon Dis, 16:3243-3253, 2021
10) Kaluzniak-Szymanowska A, et al：Malnutrition, Sarcopenia, and Malnutrition-Sarcopenia Syndrome in Older Adults with COPD. Nutrients, 14:44, 2021
11) Collins PF, et al：Influence of deprivation on health care use, health care costs, and mortality in COPD. Int J Chron Obstruct Pulmon Dis, 13:1289-1296, 2018
12) Schols AM, et al：Resting energy expenditure in patients with chronic obstructive pulmonary disease. Am J Clin Nutr, 54:983-987, 1991
13) I de Godoy, et al：Elevated TNF-alpha production by peripheral blood monocytes of weight-losing COPD patients. Am J Respir Crit Care Med, 153:633-637, 1996
14) Collins PF, et al：Nutritional support and functional capacity in chronic obstructive pulmonary disease：a systematic review and meta-analysis. Respirology, 18:616-629, 2013
15) Collins PF, et al：Nutritional support in chronic obstructive pulmonary disease (COPD)：an evidence update. J Thorac Dis, 11 (Suppl 17)：S2230-S2237, 2019
16) Ganzoni A, et al：High-caloric nutrition in chronic obstructive lung disease. Schweiz Rundsch Med Prax, 83：13-16, 1994
17) Talpers SS, et al：Nutritionally associated increased carbon dioxide production. Excess total calories vs high proportion of carbohydrate calories. Chest, 102:551-555, 1922
18) Vermeeren MA, et al：Acute effects of different nutritional supplements on symptoms and functional capacity in patients with chronic obstructive pulmonary disease. Am J Clin Nutr, 73:295-301, 2001
19) Guerra BA, et al：Markers of respiratory function response to high-carbohydrate and high-fat intake in patients with lung diseases：a systematic review with meta-analysis of randomized clinical trials. JPEN J Parenter Enteral Nutr, 46:1522-1534, 2022
20) 日本腎臓学会・編：慢性腎臓病に対する食事療法基準2014年版．2014
21) 日本腎臓学会：サルコペニア・フレイルを合併した保存期CKDの食事療法の提言．2019
22) Jolliffe DA, et al：Vitamin D to prevent exacerbations of COPD：systematic review and meta-analysis of individual participant data from randomised controlled trials. Thorax, 74:337-345, 2019

第3章 パズルで紐解く病態別栄養療法

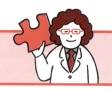

5 長期絶食に適切に対応するために必要なピースはどれ？

入院している患者さんでは，重症疾患や意識障害などで食事ができない症例，術後で食事を中断している症例も少なくありませんよね？　長期に食事ができない場合，末梢静脈からの輸液のみだと，摂取できるエネルギー量にも上限があります。

食事ができない状況が長期に続いた症例で栄養管理を行う際，どのようなことに注意すべきでしょうか？　今回は，長期絶食の症例に適切に対応するためのポイントについて考えてみましょう。

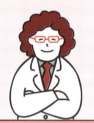 **症例**

77歳，男性
【診断】左大腿骨転子部骨折
【既往歴】右脳梗塞後遺症，左片麻痺，混合型認知症，胸腺腫術後，心房細動，うっ血性心不全
【現病歴】
もともと介助で杖歩行は可能だが，自宅，デイサービスともに座って眠っていることが多かった。自宅で転倒し，上記を受傷し，前医に入院。受傷後11日目に，観血的骨接合術（ガンマネイル法）を施行。術後は問題なく経過したとのことだった。受傷後36日目（術後25日目），回復期リハビリテーションの目的で，当院に入院。
【身体所見】（↑：基準値に比較し上昇，↓：基準値に比較し低下）
身長 165.0cm，体重 60.0kg，BMI 22.0kg/m^2，入院後に体重5kg減少（－7.7％），体温 35.0℃，血圧 92/50mmHg，脈拍 60回/分（不整），動脈血酸素飽和度（パルスオキシメータ）97％，貧血 なし，皮膚乾燥 軽度，心雑音なし，呼吸音 清，腹部 平坦，圧痛 なし，筋性防御 なし，四肢骨格筋指数（SMI）6.6kg/m^2 ↓（男性のカットオフ値7.0kg/m^2 未満），
握力（右）15.0kg↓，（左）4.5kg↓
【検査所見】（↑：基準値に比較し上昇，↓：基準値に比較し低下）
白血球数 3,300/mm^3↓，総リンパ球数 1,210/mm^3↓，Hb 13.0g/dL，CRP 0.4mg/dL↑，

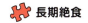 長期絶食

Alb 4.0g/dL，BUN 32.2mg/dL↑，Cre 1.3mg/dL↑，eGFR 41.9mL/min/1.73m²↓，Na 137mEq/L，K 3.8mEq/L，Cl 99mEq/L，Ca 9.4mg/dL，Mg 2.3mg/dL，無機リン 2.8mg/dL，血糖 95mg/dL

【画像所見】

胸部X線画像(図1 a)では，心陰影の拡大（心胸郭比62％）と心尖部の挙上，胸腺腫術後のため胸骨を固定するワイヤーが，腹部X線画像(図1 b)では一部小腸と結腸にガス像が認められる。結腸内にほとんど便塊を認めない。左大腿骨部X線画像(図1 c)では，骨折部はガンマネイルで固定されていることが確認できる。
CT画像(図2 a)からは，両側被殻，右視床などに多数の低吸収域（黒く見える部分）が認められ，MRI (図2 b, c)をみると右椎骨動脈が描出不良となっている。

【心電図】

心拍数84回/分で，心室性期外収縮を伴う心房細動と診断された(図3)。
幅の広いQRS（右脚ブロックパターン）が続き，一部，心房粗動も認められた。

【栄養アセスメント結果】

- 主観的包括的評価（SGA）　　：高度の低栄養
- MNA-SF[1)]　　　　　　　　：2点（低栄養）
- GLIM (図4)[2)-4)]　　　　　：中等度の低栄養

【処方内容】

- ラベプラゾール錠10mg　　　1回1錠　　　1日1回　　朝食後
- フロセミド錠20mg　　　　　1回1錠　　　1日1回　　朝食後
- クロピドグレル錠75mg　　　1回1錠　　　1日1回　　朝食後
- リバーロキサバン錠10mg　　1回1錠　　　1日1回　　朝食後
- カルベジロール錠2.5mg　　　1回2錠　　　1日2回　　朝夕食後
- アセトアミノフェン末　　　　1回600mg　　1日3回　　毎食後

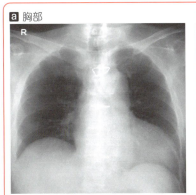
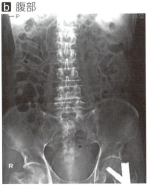
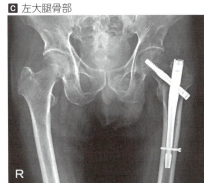

a では心陰影の拡大と心尖部の挙上，b では一部小腸と結腸にガス像が認められ，c では骨折部をガンマネイルで固定していることが確認できる

図1 胸部・腹部・左大腿骨部のX線画像

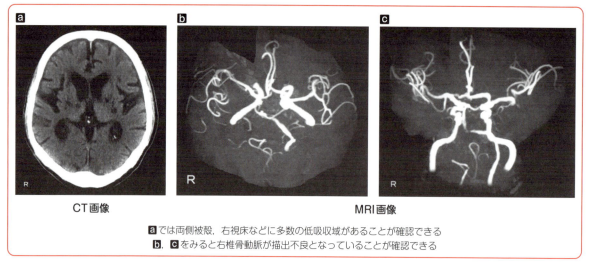

a では両側被殻，右視床などに多数の低吸収域があることが確認できる
b, c をみると右椎骨動脈が描出不良となっていることが確認できる

図2 CT画像・MRI画像

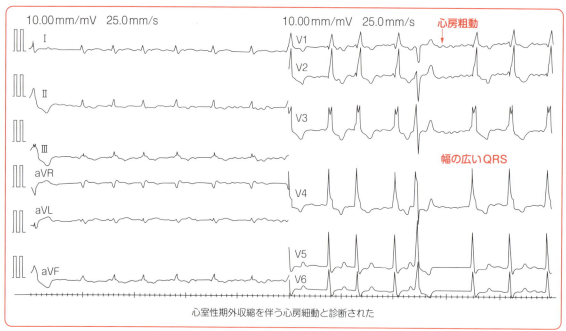

心室性期外収縮を伴う心房細動と診断された

図3 心電図

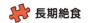 長期絶食

表現型	病因
意図しない体重減少 ☑ 6カ月以内に5%以上の体重減少 ☐ 6カ月以上で10%以上の体重減少 **低BMI（アジア人）** ☐ 18.5未満（70歳未満） ☐ 20未満（70歳以上） **筋肉量減少** ☑ BIAによるSMIで男性7.0kg/m² 未満 　　　　　　　　女性5.7kg/m² 未満	**食事摂取量減少/消化吸収能低下** ☑ エネルギー必要量の50%以下が1週間以上 ☑ 食事摂取量の低下が2週間以上 ☐ 消化吸収障害，慢性的な消化器症状 **疾患による炎症** ☐ 急性疾患/外傷などによる侵襲 ☑ 慢性疾患
☑ 上記の一つ以上が該当	☑ 上記の一つ以上が該当

かつ

☑ 低栄養状態

重症度の確認

	体重減少	低BMI	筋肉量減少
中等症	☑ 過去6カ月以内で5〜10% ☐ 過去6カ月以上で10〜20%	—	☑ 軽度〜中等度の減少
重症	☐ 過去6カ月以内で10%以上 ☐ 過去6カ月以上で20%以上	☐ 18.5未満（70歳未満） ☐ 20未満（70歳以上）	☐ 重度の減少

☑ 中等度の低栄養

図4　GLIMによる低栄養診断の結果

 問題点をみつけるヒント

　今回の症例，胸部X線画像で心不全と思われる所見はあるものの，現在，バイタルサインなどは安定していて，順調にリハビリテーションができそうと思われましたが…，若干気になる点があります．それは，手術が受傷後11日目に行われている点です．受傷後，疼痛もあるなかで待たざるをえなかったのは，クロピドグレルを休薬する必要があったからかもしれませんね．そして，転院は受傷後36日目です．情報提供書には記載されていませんが，術後，不安定な時期があった可能性があります．

▶ **腹部X線画像に便が見当たらない＝長期絶食？**

　「自宅，デイサービスともに座って眠っていることが多かった」との記載があります．食事はきちんと摂取できていたのでしょうか？　ここで，腹部のX線画像（図1 b）をみて気づいたことはないでしょうか？　この写真で，通常あるべきものが写っていないことに気づきましたか？　実は，このX線画像には，結腸内の便がひとかけらも写っていないのです．前医の情報では，食事摂取量の減少についての記載はありませんでしたが，通常，食事を摂取している方であれば，腸内になんらかの固形物の陰影があるはずです．つまり，おそらく転院するまでの数日間食事が摂れず，ほぼ絶食の期間があった可能性が高いと思われます．

▶ 低栄養状態は？

　前医によれば入院中の1カ月ほどの期間で体重は5kg減少したとのことです。食事摂取量が低下し，ほぼ絶食の状態だったとすれば，GLIM基準[2)-4)]による栄養状態の診断は，軽度～中等度の低栄養となります。総リンパ球数が1,210/mm^{3}と減少しているのも低栄養の影響かもしれません。血清尿酸窒素が32.2mg/dLと上昇しているのは，やや脱水傾向であるためかもしれませんが，血清アルブミン値は4.0g/dLと，低下していません。血清アルブミン値が低下していないから，栄養状態は問題ないと決めつけるのがいかに危険か，この症例からも読み取れますね。ナトリウム，カリウム，カルシウム，マグネシウム，無機リンといった電解質の値はいずれも正常範囲内です。

【入院中の経過】

　ワタクシの勤務している病棟では，管理栄養士はもちろん，看護師のみなさんも，食事摂取量や栄養状態の改善にとても熱心に尽力してくれます。食事摂取量の低下した患者さんに対しては，食事内容の調整のほか，食事介助をして，なんとか食事摂取量が増加し，栄養状態が改善するよう支援してくれます。今回の症例でも，看護師さんたちは，あらゆる手を尽くして，食事摂取量が増えるように取り組んでくれました。その結果，軟菜食を800kcalほど摂取できるようになりました。

▶ 食事開始後の状態悪化

　ホッとしていたのも束の間，入院3日目，意欲の低下，全身倦怠感，脱力感がみられ，以前は立位保持が可能でしたが，立位をとるとバランスが低下して，介助が必要な状態になりました。無理に動こうとすると，息切れや酸素飽和度の低下がみられ，心不全症状の増悪と考えられました。ほとんどの時間目を閉じていて，声かけに対する返答も減り，食事も口腔内に溜め込んでしまいます。軽度の意識障害と考えられました。入院後4日目，看護師が血圧を測ろうとすると，脈が110～130回/分と頻脈になっていました。

【入院4日目の血液検査所見】

CRP 0.2mg/dL，BUN 24.7mg/dL↑，Cre 1.1mg/dL↑，eGFR 50.7mL/min/1.73m^2↓，Na 137mEq/L，K 3.0mEq/L↓，Mg 2.1mg/dL，無機リン 1.7mg/dL↓，血糖 104mg/dL

症例の問題点

- ○ 長期絶食
- ○ 低栄養
- ○ 食事開始
- ○ 低カリウム血症
- ○ 低リン血症
- ○ 心電図異常
- ○ 心不全症状
- ○ 意識障害

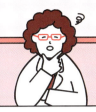# 栄養療法のパズルクイズ

🧩 長期絶食

　それでは，先ほど挙げた今回の症例における栄養療法の考慮すべき問題点をピースに喩え，パズルを完成させましょう。周囲8ピースに本症例での問題点をはめ込みました。

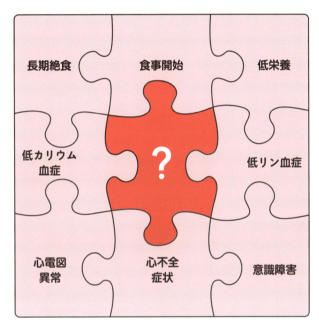

Q この8ピースの問題点に対応し，長期絶食の症例に対応するための一手を考えたとき，🧩に当てはまるピースはなんでしょう？ 最もよいと思われるピースを，下の4つから選んでください。

Ⓐ 維持輸液（3号液）
Ⓑ リン酸二カリウムの点滴静注
Ⓒ アスパラギン酸カリウムの内服
Ⓓ アミノ酸・糖・電解質・ビタミンB_1液の輸液

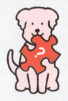

Dr.吉田の選んだピースはこれ！

B リン酸二カリウムの点滴静注

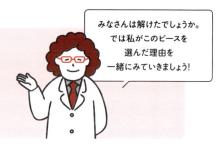

みなさんは解けたでしょうか。では私がこのピースを選んだ理由を一緒にみていきましょう！

 パズルの解き方

長期絶食後の食事再開に潜む魔者

　食事開始後，この症例に何が起こったのでしょうか？　低カリウム血症，低リン血症，心不全症状，意識障害を引き起こした原因…それはリフィーディング症候群です。

(1) リフィーディング症候群とは

　リフィーディング症候群は，食事や輸液によるエネルギー投与開始後5日以内に発症することが多いといわれています。食事開始によって急激に増加した細胞外液中のブドウ糖（主に血糖）が細胞内に取り込まれる際，カリウム，リン，マグネシウムも同時に細胞内に取り込まれることで発症します[5),6)]。長期絶食で飢餓状態だった症例では，食事開始とともにエネルギーやグリコーゲンを産生しようと，インスリンの作用を利用して，一気にブドウ糖を細胞内に取り込みます。インスリンは細胞膜のNa$^+$/K$^+$ATPaseを活性化するため，カリウムが細胞内に取り込まれます。また，ATPの合成のため，リンも細胞内に取り込まれます。こうした反応が続くと，数日で細胞外液中のカリウム，リン，マグネシウム値が低下してしまうのです。

　古くは，1581年，豊臣秀吉が鳥取城を兵糧攻めにしたとき，籠城していた兵士に粥などの食事をふるまったところ，食事を食べた兵士の過半数が死亡したという記録があるそうです[6)]。リフィーディング症候群の調査，研究が本格化し，病態の解明につながるきっかけとなったのは第二次世界大戦でした。飢餓に耐えたオランダ[7)]や日本[8)]の兵士が，戦闘から解放後，食糧の供給を受けた後に死亡した事例が報告されています。

(2) リフィーディング症候群の重症度評価

　リフィーディング症候群の重症度は，血清カリウム，リン，マグネシウム値の低下の度合いによって評価します。血清カリウム，リン，マグネシウム値の低下が10〜20％の場合は軽症，20〜30％の場合は中等症，30％を超える，またはビタミンB$_1$（チアミン）欠乏を合併している，もしくは臓器障害を呈している場合は重症です**(表1)**[5)]。

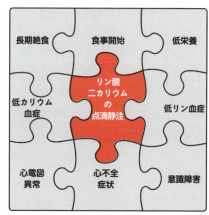

表1 リフィーディング症候群の診断基準

重症度	所　見
軽症	血清カリウム，リン，マグネシウム値の低下が10～20%
中等症	血清カリウム，リン，マグネシウム値の低下が20～30%
重症	下記のいずれかが認められる場合 • 血清カリウム，リン，マグネシウム値の低下が30%を超える • ビタミンB₁（チアミン）欠乏を合併 • 臓器障害

〔da Silva JSV, et al；Parenteral Nutrition Safety and Clinical Practice Committees, American Society for Parenteral and Enteral Nutrition：Nutr Clin Pract, 35：178-195, 2020 を参考に作成〕

表2 リフィーディング症候群の高リスク群

- BMI16.0kg/m² 未満
- 体重が3カ月で7.5%，または6カ月で10%を超えて減少
- 7日間を超える絶食
- 急性疾患や外傷症例で，必要エネルギー量の50%未満の摂取期間が5日を超える
- 必要エネルギー量の50%未満の摂取期間が1カ月を超える
- 血清カリウム，リン，マグネシウム値が低下
- 皮下脂肪や骨格筋の減少
- 下記の疾患などを有する
  後天性免疫不全症候群（HIV感染症など），慢性的なアルコールまたは薬物乱用，嚥下障害および食道機能障害（アカラシアなど），摂食障害（神経性食欲不振症など），貧困，虐待，妊娠悪阻，消化吸収不良（短腸症候群，クローン病，慢性膵炎など），がん，術後合併症

〔da Silva JSV, et al；Parenteral Nutrition Safety and Clinical Practice Committees, American Society for Parenteral and Enteral Nutrition：Nutr Clin Pract, 35：178-195, 2020 より〕

▶ 今回の重症度は？

この症例では，血清カリウム値の低下が21%，血清リン値の低下が39%で，心不全の症状もみられるので，重症と考えられます。

(3)低リン血症に要注意

リフィーディング症候群の病態で，死亡リスクに関連が高いと考えられているのが低リン血症です。低リン血症は，赤血球の酸素運搬の低下，心機能の低下，乳酸アシドーシスなどを引き起こします。

リフィーディング症候群を防止するには

リフィーディング症候群の高リスク群を**表2**にまとめます[5]。これらの症例では，食事開始後の1週間程度，数日ごとに血清カリウム，リン，マグネシウム値を測定することが大切です。低血糖を認める症例では，1日数回，血清カリウム，リン，マグネシウム値を測定することも

あります。

　エネルギー摂取量は，通常1日あたり10kcal/kgから開始し，4～7日かけて増やしていくようにし，BMI 14kg/m²未満の症例では，1日あたり5kcal/kgから開始するとよいとされています[6]。

リフィーディング症候群の治療

　いよいよ，パズルの答えに近づきます。

　リフィーディング症候群の治療の基本方針は，エネルギー摂取量の減量，不足した電解質とビタミンB₁の補充，臓器機能のサポートです。

(1) 輸液にブドウ糖が含まれていないかを確認

　Ⓐ維持輸液（3号液）やⒹアミノ酸・糖・電解質・ビタミンB₁液の輸液は，カリウムを若干含んでいますが，リフィーディング症候群の原因となったブドウ糖も含んでいるため，症状をより悪化させてしまうかもしれません。

(2) 病態に即した投与経路を選択

　低カリウム血症の際の，血清カリウム値と推定されるカリウム欠乏量を表3に示します。補充を行う際，安全性を考慮するのであれば，アスパラギン酸カリウムやグルコン酸カリウムの内服薬を用いることが望ましいですが，リフィーディング症候群の場合，欠乏が急速に進行するため，塩化カリウムやリン酸二カリウムの静脈内投与で補正します。したがって，Ⓒアスパラギン酸カリウムの内服は，残念ながら不正解です。静脈内投与でカリウムを補充する場合，投与量が20mEq/時，100mEq/日を超えないように注意します。

　低リン血症の補正には，リン酸ナトリウムやリン酸二カリウムの静脈内投与を行います。

　ここで正解がみえてきましたね。リフィーディング症候群の低カリウム血症，低リン血症を効率よく治療する薬剤はⒷリン酸二カリウムです。

　低マグネシウム血症に対しては，硫酸マグネシウムを静脈内投与します。

表3　血清カリウム値と推定されるカリウム欠乏量

血清カリウム値 (mEq/L)	カリウム欠乏量 (mEq)
3.5	100
3	200
2.5	400

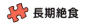

　近年，ICUなどの急性期治療では，日常的にリフィーディング症候群を防止する配慮が行われるようになってきました。しかし，肺炎で絶食だった高齢者など，一般病棟や慢性期の病棟，高齢者施設などで治療を継続する場面では，リフィーディング症候群という概念が普及しているとはいえません。経口摂取や経腸栄養，輸液などを開始した数日後に，心不全を発症し亡くなったという症例のなかに，リフィーディング症候群の症例が含まれている可能性も否定できません。

　高齢者は，認知症やうつなどで長期間食事を摂取できないことも多く，栄養療法を開始する際には，十分な注意が必要です。長期間食事を摂取できていなかった症例に栄養療法を開始するときは，必要量の半量以下のエネルギー量から開始し，経過をみて徐々に増量する，状態が思わしくないときは，血清カリウム，リン，マグネシウム値の測定を提案するなど，薬剤師のみなさんからのひとことで高齢者の命が守られる，ということもありうるのではないかと思います。　近年，リフィーディング症候群を発症しないよう工夫された栄養剤も市販されています。最新の情報を入手し，ぜひ勇気を出して提案してみてください。

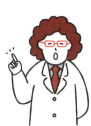

文献

1) 吉田貞夫・編著：高齢者を低栄養にしない20のアプローチ MNAで早期発見 事例でわかる基本と疾患別の対応ポイント．メディカ出版，2017
2) Cederholm T, et al；GLIM Core Leadership Committee；GLIM Working Group：GLIM criteria for the diagnosis of malnutrition - A consensus report from the global clinical nutrition community. Clin Nutr, 38：1-9, 2019
3) 吉田貞夫：国際標準の低栄養診断「GLIM（グリム）基準」とは？ナースマガジン，39：14, 2022
4) 吉田貞夫：実際にGLIM基準の診断をやってみよう！ナースマガジン，40：26, 2022
5) da Silva JSV, et al；Parenteral Nutrition Safety and Clinical Practice Committees, American Society for Parenteral and Enteral Nutrition：ASPEN Consensus Recommendations for Refeeding Syndrome. Nutr Clin Pract, 35：178-195, 2020
6) 清水健太郎，他：極度の低栄養状態における低血糖に伴うリフィーディング症候群．学会誌JSPEN，2：95-102, 2020
7) Burger GCE DJ, et al：Malnutrition and Starvation in Western Netherlands September 1944-July 1945. Part I. Part II：Appendices. JAMA, 142：857-858, 1950
8) SCHNITKER MA, et al：A clinical study of malnutrition in Japanese prisoners of war. Ann Intern Med, 35：69-96, 1951

第3章 パズルで紐解く病態別栄養療法

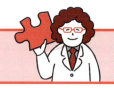

6 肝硬変に適切に対応するために必要なピースはどれ？

これまで肝硬変の主な原因としてB型，C型などのウイルス性肝炎やアルコールの乱用があげられてきましたが，近年，非アルコール性脂肪肝炎(non-alcoholic steatohepatitis：NASH)から肝硬変へと移行する症例も増加しているといわれています。そのため，ウイルス性肝炎の治療が進歩しても，肝硬変を発症する症例をゼロにすることはできません。むしろ，世界的にみると，NASHは増加傾向ともいわれています。

肝硬変の症例で栄養管理を行う際，どのようなことに注意すべきでしょうか？ 今回は，肝硬変の症例に適切に対応するためのポイントについて考えてみましょう。

症例

82歳，女性
【診断】肝硬変，食道静脈瘤，心原性脳塞栓症，左片麻痺，高次脳機能障害
【既往歴】発作性心房細動，うっ血性心不全，アルコール乱用歴はなし
【現病歴】
全身倦怠感，腹部膨満を主訴に前医を受診。多量の腹水の貯留を認め，CT（図1）などで肝硬変と診断された。入院し，原因の精査，腹水減量のため利尿薬の投与などを行っていたが，左上肢の脱力が出現。MRI（図2）で，右頭頂葉〜前頭葉，左後頭葉，右小脳などに新規脳梗塞を示す高信号が認められた。心房細動を合併していたことから，心原性脳塞栓症と診断された。左片麻痺に加え，記憶障害，注意障害，処理速度低下などの高次脳機能障害も認められ，回復期リハビリテーションの目的で当院に入院。
【身体所見】（↑：基準値に比較し上昇，↓：基準値に比較し低下）
身長 150.0cm，体重 55.5kg，BMI 24.7kg/m²，体温 37.0℃，血圧 124/60mmHg，脈拍 80回/分(不整)，動脈血酸素飽和度(パルスオキシメータ)98%，貧血 軽度，皮膚乾燥 軽度，黄疸 なし，心雑音 なし，呼吸音 清，腹部 著しく膨満，波動を触知し腹水と判断，圧痛 なし，

肝硬変

筋性防御 なし，下腿浮腫 著明
四肢骨格筋指数(SMI)9.3kg/m² (女性のカットオフ値 5.7kg/m²)(図3)，
ふくらはぎ周囲長 33.5cm(女性のカットオフ値32cm未満)，握力(右)11.0kg↓，(左)2.0kg↓

【検査所見】(↑：基準値に比較し上昇，↓：基準値に比較し低下)
白血球数 3,700/mm³，総リンパ球数 960/mm³↓，血小板数 19.2万/mm³，Hb 9.7g/dL↓，
CRP 1.7mg/dL↑，Alb 2.3g/dL↓，T-Bil 0.4mg/dL，AST 27U/L，ALT 20U/L，
ALP 277U/L↑，LDH 173U/L，IV型コラーゲン 7.4ng/mL↑，PT 14秒↑，INR 1.2↑，
BUN 36.9mg/dL↑，Cre 1.0mg/dL↑，eGFR 40mL/min/1.73m²↓
Na 144mEq/L，K 4.7mEq/L，Cl 106mEq/L，Ca 9.9mg/dL（Alb値で補正後），
Mg 2.1mg/dL，無機リン 3.4mg/dL，空腹時血糖 64〜188mg/dL↓↑，HbA1c 5.2%，
NT-proBNP 209pg/mL↑，HBs抗原(−)，HCV抗体(−)

【画像所見】
CT画像(図1)から，肝臓は萎縮し，表面に凹凸があることから肝硬変の所見と考えられ，脾臓は腫大しているため，門脈圧の亢進が疑われる。ほか，胆嚢内に多数の結石や，多量の腹水の貯留が認められる。MRI画像(図2)では，右頭頂葉〜前頭葉，左後頭葉，右小脳などに新規

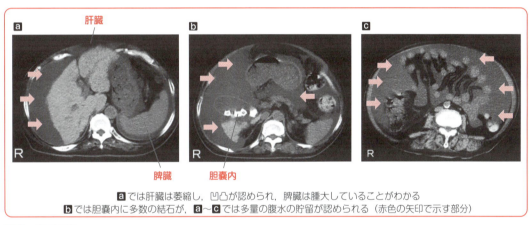

aでは肝臓は萎縮し，凹凸が認められ，脾臓は腫大していることがわかる
bでは胆嚢内に多数の結石が，a〜cでは多量の腹水の貯留が認められる（赤色の矢印で示す部分）

図1　CT画像

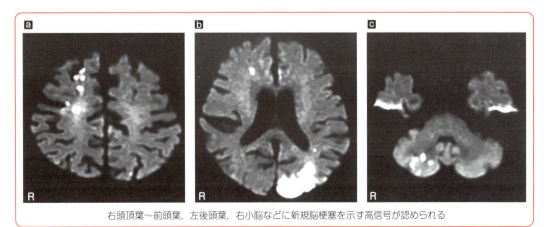

右頭頂葉〜前頭葉，左後頭葉，右小脳などに新規脳梗塞を示す高信号が認められる

図2　MRI画像

脳梗塞を示す高信号が認められる。

【心電図】 心房細動

【栄養アセスメント・診断結果】

- 主観的包括的評価（SGA）　：高度の低栄養
- MNA-SF[1]　　　　　　　：7点（低栄養）
- GLIM（図4）[2]-[4]　　　　：低栄養には該当しない

【処方内容】

フロセミド錠20mg	1回1錠	1日2回	朝昼食後	
トルバプタン錠7.5mg	1回1錠	1日1回	朝食後	
スピロノラクトン錠25mg	1回1錠	1日2回	朝夕食後	
ビソプロロールフマル酸塩錠0.625mg	1回1錠	1日2回	朝夕食後	
アピキサバン錠2.5mg	1回1錠	1日2回	朝夕食後	
ウルソデオキシコール酸錠100mg	1回1錠	1日3回	毎食後	
リーバクト配合顆粒	1回1包	1日3回	毎食後	

部位別筋肉量

測定部位	単位	測定値	標準範囲
右腕	kg	1.66	1.38〜2.06
左腕	kg	1.55	1.38〜2.06
体幹	kg	14.1	14.1〜17.3
右脚	kg	9.27	4.91〜6.01
左脚	kg	8.47	4.91〜6.01

部位別水分量

測定部位	単位	測定値	標準範囲	ECW/TBW
右腕	L	1.30	1.08〜1.62	0.391
左腕	L	1.21	1.08〜1.62	0.401
体幹	L	11.3	11.1〜13.5	0.448
右脚	L	7.41	3.85〜4.71	0.454
左脚	L	6.77	3.85〜4.71	0.456

図3 生体電気インピーダンス法（BIA）でのSMIの測定結果

肝硬変

 問題点をみつけるヒント

　この症例は，低アルブミン血症，多量の腹水を認めるため，Child-Pugh分類(表1)ではGrade B（中等度）の非代償性肝硬変です。HBs抗原，HCV抗体とも陰性なので，NASHの可能性も否定できません。浮腫，全身倦怠感も持続しているようです。

▶ この症例は低栄養状態？

　ところで，この症例の栄養状態はどうなのでしょうか？　低栄養？　それとも，栄養状態は問題なし？　骨格筋量も減少し，腹水や浮腫もあるので，みるからに低栄養です。まさに『主観』で判断するSGAの結果は，高度の低栄養です。MNA®-SFの判定も，低栄養であることを裏づけていますし，総リンパ球数が1,200/mm³未満なのも低栄養によるのかもしれません。しかし，GLIMの判定では「低栄養には該当しない」となっています(図4)。

表1　Child-Pugh分類

評　点	1点	2点	3点
肝性脳症	なし	軽度（Ⅰ・Ⅱ）	昏睡（Ⅲ以上）
腹水	なし	軽度	中等度以上
血清ビリルビン値（mg/dL）	2.0未満	2.0〜3.0	3.0超
血清アルブミン値（g/dL）	3.5超	2.8〜3.5	2.8未満
プロトロンビン時間活性値（％） INR（国際標準比）	70超 1.7未満	40〜70 1.7〜2.3	40未満 2.3超

INR：international normalized ratio
Grade A（軽度）　：5〜6点　　代償性
Grade B（中等度）：7〜9点　　非代償性
Grade C（高度）　：10〜15点　非代償性

表現型	病因
意図しない体重減少 □ 6カ月以内に5％以上の体重減少 □ 6カ月以上で10％以上の体重減少 低BMI（アジア人） □ 18.5未満（70歳未満） □ 20未満（70歳以上） 筋肉量減少 □ BIAによるSMIで男性7.0 kg/m²未満 　　　　　　　　女性5.7 kg/m²未満	食事摂取量減少/消化吸収能低下 □ エネルギー必要量の50％以下が1週間以上 □ 食事摂取量の低下が2週間以上 ☑ 消化吸収障害，慢性的な消化器症状 疾患による炎症 □ 急性疾患/外傷などによる侵襲 ☑ 慢性疾患
□ 上記の一つ以上が該当	☑ 上記の一つ以上が該当

かつ
□ 低栄養状態
↓
表現型で該当するものがないため，低栄養には該当しない

図4　GLIMによる低栄養診断の結果

GLIMで低栄養に該当しなかった原因は，表現型の項目です。腹水，浮腫のために，体重減少もなく，浮腫の影響で，SMIも9.3kg/m²と実際より高く出てしまいました。体水分均衡（ECW/TCW）を調べてみると0.447で，0.4を超えており，浮腫の影響で骨格筋量が正確に測定できていないことが推測できます。この症例では，生体電気インピーダンス法（bioelectrical impedance analysis：BIA）の値（図3）よりも，医療従事者の『主観』，『直感』を信じたほうがいいようです。

▶ サルコペニア？

サルコペニアの判定に関しても同じことがいえます。握力は低下していますし，歩行も困難なため，みるからにサルコペニアなのですが，SMIやふくらはぎ周囲長がカットオフ値以上のため，サルコペニアには該当しないとの判定となってしまいます。

▶ 大きな血糖変動あり

空腹時血糖を測定してみた結果，変動が大きく，低血糖や高血糖もみられるようです。しかし，2型糖尿病の既往はないようです。これはなぜでしょうか？

▶ 検査値 異常からわかることは？

また，尿素窒素，クレアチニン，ナトリウムの値が高めであるのは，どうやら利尿薬を投与している影響がありそうです。利尿薬を投与しても腹水が減量しないところをみると，難治性の腹水である可能性があります。eGFRの値より腎機能は低下していることもわかります。NT-proBNPが軽度上昇していますが，一般に，400pg/mLを超えると「治療対象となる心不全である可能性がある」というくらいですので，現在のところ心配はない値だと思います。

肝硬変と診断され，すでに分岐鎖アミノ酸（BCAA）製剤（12g/日）が投与されています。

症例の問題点

- 低アルブミン血症
- 腹水貯留
- 非代償性肝硬変
- 浮腫
- 全身倦怠感
- 低栄養？　サルコペニア？
- 血糖変動
- BCAAの投与

肝硬変

栄養療法のパズルクイズ

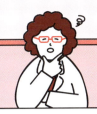

　それでは，先ほど挙げた今回の症例における栄養療法で考慮すべき問題点をピースに喩え，パズルを完成させましょう。周囲8ピースに本症例での問題点をはめ込みました。

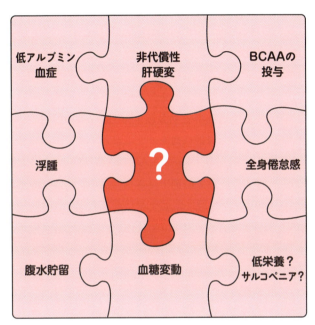

（低アルブミン血症／非代償性肝硬変／BCAAの投与／浮腫／？／全身倦怠感／腹水貯留／血糖変動／低栄養？サルコペニア？）

Q この8ピースの問題点に対応し，肝硬変の症例に対応するための一手を考えたとき，？に当てはまるピースはなんでしょう？最もよいと思われるピースを，下の4つから選んでください。

Ⓐ 体重1kgあたり0.5gのたんぱく質摂取制限
Ⓑ 体重1kgあたり2.5gの高たんぱく質摂取
Ⓒ 全エネルギー量の50%を動物性の脂質で摂取
Ⓓ 就寝前エネルギー投与（LES）

第3章

Dr.吉田の選んだピースはこれ！

D 就寝前エネルギー投与（LES）

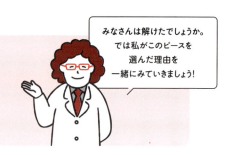

みなさんは解けたでしょうか。では私がこのピースを選んだ理由を一緒にみていきましょう！

パズルの解き方

肝硬変症例のたんぱく質摂取量

かつては，肝性脳症の発症を防ぐため，肝硬変の症例ではたんぱく質の摂取を制限するほうがよいと考えられていました。しかし，近年は，たんぱく質の摂取を制限することにより，窒素バランスを負に傾け，体たんぱく質の分解を促進するため，たんぱく質摂取制限は推奨されていません。日本消化器病学会，日本肝臓学会による2020年の肝硬変診療ガイドラインが推奨している肝硬変の症例のたんぱく質摂取量を表2にまとめます。栄養状態に問題のない代償性肝硬変の症例では，体重1kgあたり1.2gのたんぱく質を摂取することが推奨されています。低栄養やサルコペニアを合併する肝硬変症例ではさらに多く，体重1kgあたり1.2〜1.5g摂取する必要があるといわれています[5]。肝性脳症を繰り返す症例（たんぱく質不耐症）では，たんぱく質摂取を制限せざるをえませんが，体重1kgあたり0.5〜0.7gのたんぱく質に，BCAAを12〜18gを併用することが推奨されています[5),6)]。

▶ 今回の適切なたんぱく質摂取量

今回は非代償性肝硬変ですが，肝性昏睡の既往はないようです。とすると，Ⓐ体重1kgあたり0.5gのたんぱく質摂取制限　は誤りですね。また，たんぱく質の摂取が推奨されているからといって，筋トレをしている人のように，体重1kgあたり2.5gの高たんぱく質摂取のⒷも適切ではありません。この症例の場合，腎機能も低下しているため，体重1kgあたり0.8g程度から開始して，状況をみながら，可能であれば体重1kgあたり1.0gまで増量できれば目標達成としていいのではないでしょうか？

表2　肝硬変症例のたんぱく質摂取量

栄養状態に問題のない代償性肝硬変	1.2g/kg/日
低栄養やサルコペニアを合併	1.2〜1.5g/kg/日
肝性脳症を繰り返す症例（たんぱく質不耐症）	0.5〜0.7g/kg/日 ＋ BCAA 12〜18g/日

＊肝性脳症を発症した際も，基本的にたんぱく質摂取制限は推奨されない

〔日本消化器病学会，他・編：肝硬変診療ガイドライン2020 改訂第3版，南江堂，2020 を参考に作成〕

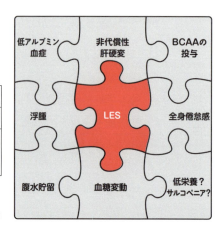

本当の腎機能を算出する方法

(1) 骨格筋量に影響されない腎機能評価

今回の症例のeGFRは40.0mL/min/1.73m^{2}でした。これは血清クレアチニン値から計算した値です。ここで、慢性腎臓病の回を思い出してください。クレアチニンは、骨格筋で産生されるので、骨格筋が減少した人では、クレアチニンによる腎機能の評価は正確ではありません。骨格筋量に影響されないシスタチンCによる評価を行う必要があります。

▶ 今回の本当の腎機能

今回実は、シスタチンC、測定しておりました。シスタチンC 1.8mg/dL、eGFRcysは30.0mL/min/1.73m^{2}で、クレアチニンで評価する以上に腎機能は低下していました。

(2) クレアチニンとシスタチンCによる骨格筋量の求め方

ここで余談です。骨格筋量の影響を受けるクレアチニンと影響を受けないシスタチンCの特性を活かして、筆者は、骨格筋量を推定する方法を開発しました。下記の式で計算できます[7), 8)]。この式で計算した症例の推定骨格筋量 (eSMI) は5.3kg/m^{2}でした。カットオフ値を下回っています。この症例の場合、BIA法での測定、ふくらはぎ周囲長とも、浮腫による影響が強く反映されてしまいます。浮腫の影響を受けない推定式による値のほうが、実際の骨格筋量に近いのではないかと思うのですが、いかがでしょうか？ 推定式の値でアセスメントすると、この症例は、低栄養かつサルコペニアに該当することになります(図5)。

	表現型	病因
	意図しない体重減少 □ 6カ月以内に5%以上の体重減少 □ 6カ月以上で10%以上の体重減少 低BMI（アジア人） □ 18.5未満（70歳未満） □ 20未満（70歳以上） 筋肉量減少 ☑ BIAによるSMIで男性7.0kg/m^{2}未満 　　　　　　　　　女性5.7kg/m^{2}未満	食事摂取量減少/消化吸収能低下 □ エネルギー必要量の50%以下が1週間以上 □ 食事摂取量の低下が2週間以上 ☑ 消化吸収障害、慢性的な消化器症状 疾患による炎症 □ 急性疾患/外傷などによる侵襲 ☑ 慢性疾患

☑ 上記の一つ以上が該当　　かつ　　☑ 上記の一つ以上が該当

☑ 低栄養状態

重症度の確認

	体重減少	低BMI	筋肉量減少
中等症	□ 過去6カ月以内で5～10% □ 過去6カ月以上で10～20%	―	☑ 軽度～中等度の減少
重症	□ 過去6カ月以内で10%以上 □ 過去6カ月以上で20%以上	□ 18.5未満（70歳未満） □ 20未満（70歳以上）	□ 重度の減少

☑ 中等度の低栄養

図5　シスタチンCによるeSMIを用いたGLIMによる低栄養診断の結果

> ▶ 血液中のシスタチンC, クレアチニンの値からeSMIを算出する推定式
>
> $$eGFR比 = \frac{シスタチンCによるeGFR}{クレアチニンによるeGFR}$$
>
> 男性　eSMI = 2.3 × eGFR比 + 4.7
> 女性　eSMI = 3.6 × eGFR比 + 2.6

糖質, 脂質の過剰に注意

　冒頭でも記載しましたが, 近年, 増加傾向である肝硬変の原因疾患がNASHです。この症例では, 肝生検などは行ってないため, 確定診断は不可能ですが, NASHの可能性は否定できません。NASHの主な原因は, 糖質や脂質などのエネルギー摂取の過剰です。また, 動物性の脂質は, 飽和脂肪酸を多く含むため, なるべく少量にするほうがよいと考えられています。 **❸全エネルギー量の50%を動物性の脂質で摂取**　も誤りです。

肝硬変の症例ではグリコーゲンが枯渇しやすい

(1)血糖変動が起こる原因

　今回, 血糖の変動が大きかったのはなぜでしょうか？　肝臓は, エネルギーとして使用されなかったブドウ糖をグリコーゲンとして貯蔵しています。肝硬変では, 肝細胞の脱落によって, グリコーゲンの貯蔵量が減少しており, 深夜, 早朝などに低血糖がみられることがあります。また, 肝細胞へのブドウ糖の取り込みが減少するため, 高血糖となり, 血糖の変動が大きくなることがあります。サルコペニアを合併していると, ブドウ糖の筋肉内への取り込みも減少するため, 高血糖となるリスクはさらに高くなります。こうした肝硬変による耐糖能障害を肝性糖尿病ということもあります。

(2)就寝前エネルギー投与(LES)の効果

　深夜, 早朝の低血糖を防ぐため, 就寝前エネルギー投与(late evening snack:LES)を行います。LESは, 1日に必要なエネルギーのうち約200kcalを分割し, 就寝前に摂取する方法です。つまり, 肝硬変の方は, 進んで夜食を食べましょうということです。糖質だけの摂取でもよいのですが, 国内外の多くの研究ではBCAAを含有した栄養補助食品を使用しています。LESを行うことにより, Grade C症例の生存率の改善(図6)[9], 血清アルブミン値の上昇, QOLの改善, 心の健康や全体的健康感の改善, 有痛性筋けいれん(こむら返り)の改善などが報告されています[4]。ということで, 正解は, **❹就寝前エネルギー投与(LES)**　でした。

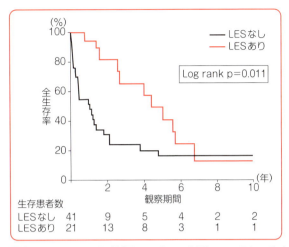

図6 Child-Pugh分類 Grade C症例でのLESの生存率への効果

〔Hanai T, et al:J Clin Med, 9:1013, 2020より〕

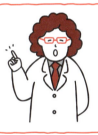

　夜食の摂取という，ちょっとした生活の工夫で，肝硬変の症例の予後やQOLを改善することができます．BCAAを含有した栄養補助食品などを使用することで，本人，家族の負担も軽減することができる可能性があります．肝硬変の症例のケアを行う際は，ぜひ提案してみてください．

文献
1) 吉田貞夫・編著:高齢者を低栄養にしない20のアプローチ MNAで早期発見 事例でわかる基本と疾患別の対応ポイント．メディカ出版，2017
2) Cederholm T, et al;GLIM Core Leadership Committee;GLIM Working Group:GLIM criteria for the diagnosis of malnutrition - A consensus report from the global clinical nutrition community. Clin Nutr, 38:1-9, 2019
3) 吉田貞夫:国際標準の低栄養診断「GLIM（グリム）基準」とは？ ナースマガジン，39:14, 2022
4) 吉田貞夫:実際にGLIM基準の診断をやってみよう！ ナースマガジン，40:26, 2022
5) 日本消化器病学会，他・編:肝硬変診療ガイドライン2020 改訂第3版．南江堂，2020
6) Suzuki K, et al;Japanese Nutritional Study Group for Liver Cirrhosis 2008:Guidelines on nutritional management in Japanese patients with liver cirrhosis from the perspective of preventing hepatocellular carcinoma. Hepatol Res, 42:621-626, 2012
7) Yoshida S, et al:Assessment of sarcopenia and malnutrition using estimated GFR ratio(eGFRcys/eGFR)in hospitalised adult patients. Clin Nutr ESPEN, 48:456-463, 2022
8) 吉田貞夫:クレアチニン，シスタチンCによる腎機能評価の特性を応用した骨格筋量評価の試み．臨床栄養，142:484-487, 2023
9) Hanai T, et al:Late Evening Snack with Branched-Chain Amino Acids Supplementation Improves Survival in Patients with Cirrhosis. J Clin Med, 9:1013, 2020

第3章　パズルで紐解く病態別栄養療法

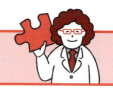

7　慢性便秘症に適切に対応するために必要なピースはどれ？

便秘は，患者さんだけでなく，われわれにとっても身近な問題です。便秘症状のある人の割合は調査によってまちまちですが，2019年の国民生活基礎調査[1]では，男性では2.5％，女性では4.4％，総数では3.5％が便秘症状があると回答しており，65歳以上では男性6.4％，女性7.2％，総数6.9％と，さらに高い割合となりました。あるインターネット調査によると，回答した5,155人のうち28.4％に便秘症状があったと報告されています[2]。便秘の状態が持続すると，食欲不振，食事摂取量の低下につながることも少なくありません。また，便秘は，狭心症や心筋梗塞発症のリスクや心血管疾患の死亡リスクを上昇させるといわれています[3],[4]。

栄養管理を行ううえでも，栄養を摂る，つまり『入れる』ことだけでなく，適切な排泄をサポートする『出す』ことにも配慮しなければなりません。今回は，慢性便秘の症例に適切に対応するためのポイントについて考えてみましょう。

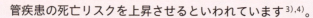

 症例

84歳，男性
【診断】第12胸椎圧迫骨折，骨粗鬆症，肺炎
【既往歴】高血圧症，脂質異常症
【現病歴】
自宅で転倒，強い腰痛が出現。MRIで第12胸椎圧迫骨折と診断された。軟性コルセットを作成し，鎮痛薬により保存的治療を行っていたが，経過中に嘔吐し，肺炎を発症。輸液，抗菌薬の投与などにより軽快した。立位，歩行などが困難なため，回復期リハビリテーションの目的で当院に入院。
【身体所見】（↑：基準値に比較し上昇，↓：基準値に比較し低下）
身長163.0cm，体重49.0kg，BMI 18.4kg/m²，平常時体重58.0kg，体重減少率15.5％（約1カ月間で），体温37.2℃，血圧118/54mmHg，脈拍72回/分（不整なし），動脈血酸素

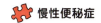
慢性便秘症

飽和度(パルスオキシメータ)96%, 貧血 なし, 皮膚乾燥 軽度, 黄疸 なし, 心雑音 なし, 呼吸音 清, 腹部 陥凹, 圧痛 なし, 筋性防御 なし, 下腿浮腫 軽度,
四肢骨格筋指数(SMI)5.3kg/m^2↓(男性のカットオフ値 7.0kg/m^2),
ふくらはぎ周囲長 27.0cm↓(男性のカットオフ値33cm), 握力(右)17.0kg↓, (左)15.0kg↓

【検査所見】(↑:基準値に比較し上昇, ↓:基準値に比較し低下)
白血球数 4,500/mm^3, 総リンパ球数 1,300/mm^3↓, 血小板数 13.7万/mm^3↓,
Hb 12.7g/dL↓, CRP 0.3mg/dL, Alb 3.2g/dL↓,
AST 31U/L, ALT 44U/L↑, ALP 98U/L, LDH 142U/L,
BUN 21.0mg/dL↑, Cre 1.5mg/dL↑, eGFR 34.5mL/min/1.73m^2↓,
シスタチンC 2.1mg/dL↑, eGFRcys 27.5mL/min/1.73m^2↓,
Na 135mEq/L, K 5.8mEq/L↑, Cl 99mEq/L, Ca 9.5mg/dL(Alb値で補正後),
Mg 3.8mg/dL↑, 無機リン 4.5mg/dL, 空腹時血糖 93mg/dL, HbA1c 5.6%,
NT-proBNP 71pg/mL, TSH 2.6μU/mL, FT$_4$ 1.6ng/dL, 便Hb(−)

【心電図】洞調律, 不整脈はなし

【画像所見】
X線画像(図1)で, 胸椎, 腰椎に陳旧性の圧迫骨折が認められた。上行結腸にガスの貯留(写真左上の黒く見える部分), 横行結腸から直腸にかけて, 多量の宿便(矢印で示す部分), 一部の小腸にガス像(正中付近の黒く見える部分)が認められた。CT画像(図2)でも, 横行結腸から直腸にかけて, 多量の宿便(矢印で示す部分)を認めたほか, 数個の胆石が認められた。

【栄養アセスメント・診断結果】
- 主観的包括的評価(SGA)：高度の低栄養
- MNA-SF[5] ：4点(低栄養)
- GLIM(図3)[6)-8)] ：重度の低栄養

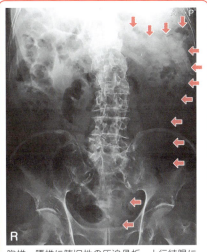

胸椎, 腰椎に陳旧性の圧迫骨折. 上行結腸にガスの貯留（写真左上の黒く見える部分）, 横行結腸から直腸にかけて, 多量の宿便（矢印）, 一部の小腸にガス像（正中付近の黒く見える部分）を認める

図1　X線画像

【処方内容】

- アムロジピン錠5mg　　　　　　1回1錠　1日1回　朝食後
- ランソプラゾール錠15mg　　　　1回1錠　1日1回　朝食後
- ロスバスタチン錠2.5mg　　　　　1回1錠　1日1回　夕食後
- ロキソプロフェン錠60mg　　　　1回1錠　1日3回　毎食後
- アセトアミノフェン錠500mg　　　1回1錠　1日3回　毎食後
- レバミピド錠100mg　　　　　　　1回1錠　1日3回　毎食後
- 酸化マグネシウム錠330mg　　　　1回1錠　1日3回　毎食後
- アレンドロン酸35mg　　　　　　　1回1錠　週1回　起床時

【入院後の経過】

腰痛は軽快しつつあるが，ほぼ寝たきりで，介助で車椅子に移乗。

食事摂取不良（主食，副食とも半量以下で，推定摂取量はエネルギー600kcal/日，たんぱく質30g/日）のため，アミノ酸・糖・電解質・ビタミンB_1液を1,000mL/日輸液。

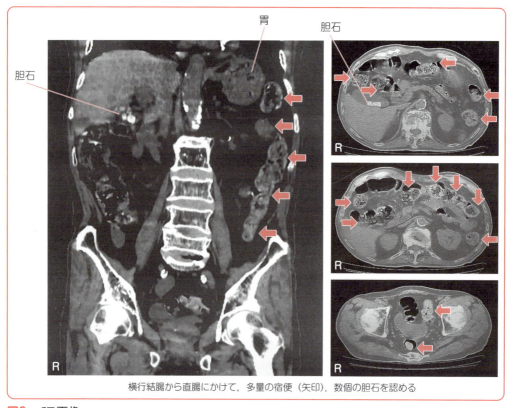

横行結腸から直腸にかけて，多量の宿便（矢印），数個の胆石を認める

図2　CT画像

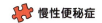 慢性便秘症

表現型	病因
意図しない体重減少 ☑ 6カ月以内に5%以上の体重減少 ☐ 6カ月以上で10%以上の体重減少 低BMI（アジア人） ☐ 18.5未満（70歳未満） ☑ 20未満（70歳以上） 筋肉量減少 ☑ BIAによるSMIで男性7.0 kg/m² 未満 　　　　　　　女性5.7 kg/m² 未満	食事摂取量減少/消化吸収能低下 ☑ エネルギー必要量の50%以下が1週間以上 ☑ 食事摂取量の低下が2週間以上 ☑ 消化吸収障害，慢性的な消化器症状 疾患による炎症 ☐ 急性疾患/外傷などによる侵襲 ☐ 慢性疾患
☑ 上記の一つ以上が該当	かつ　☑ 上記の一つ以上が該当

↓
☑ 低栄養状態
↓
重症度の確認

	体重減少	低BMI	筋肉量減少
中等症	☐ 過去6カ月以内で5～10% ☐ 過去6カ月以上で10～20%	―	☐ 軽度～中等度の減少
重症	☐ 過去6カ月以内で10%以上 ☐ 過去6カ月以上で20%以上	☐ 18.5未満（70歳未満） ☑ 20未満（70歳以上）	☑ 重度の減少

↓
☑ 重度の低栄養

図3 GLIMによる低栄養診断の結果

 問題点をみつけるヒント

　この症例は，第12胸椎圧迫骨折で前医に入院しましたが，経過中に嘔吐し，肺炎を発症しました。おそらく，吐物を気管内に吸引してしまい，胃酸による化学性の肺炎を発症したと思われます。こうした肺炎の場合，急速に呼吸状態が悪化し，死亡率は30％ほどといわれています。

▶ 嘔吐の原因

　嘔吐してしまった原因は何でしょうか？　原因の一つとして，鎮痛薬の内服によって胃粘膜障害，胃潰瘍などを発症したことが考えられます。現在は，ランソプラゾール，レバミピドが追加されています。
　もう一つ考えられる原因が，便秘です。X線画像，CT画像で多量の宿便が認められました。かなり長期にわたって便秘の状態が持続していたことが想像されます。患者さん本人に聞いてみたところ，以前より便秘がちで，便が硬く，強くいきまないと排便できなかったそうです。これらから慢性便秘と判断してよさそうです。現在は，酸化マグネシウムが投与されています。
　ところで，みなさんのなかには「便ってX線検査でわかるの？」と驚いた方もいるかもしれません。便をみつけるためにX線検査をするわけではありませんが，この症例のように，便が『写ってしまう』ことはよくあるんです。特にこの症例の場合，ブリストル便形状スケール

(図4)レベル1の兎糞状の硬い便であったため，X線画像，CT画像ではっきり写ってしまったわけです。

▶ 食事摂取量低下の原因は？

　この症例は，重度の低栄養で，現在も食事摂取量が低下しているようです。食事摂取量の低下も便秘が原因となっている可能性があります。『出してあげないと，入れられない』状態になっているのかもしれません。BIAで測定したSMIは5.3kg/m²，肝硬変の回（114ページ）でご紹介した推定式[9), 10)]で計算しても，eSMI（男性）= 2.3 × eGFR比 + 4.7 = 6.5kg/m²なので，サルコペニアも進行しているようです。何とかしないといけないですね…。

▶ 腎機能低下による電解質異常にも目を向ける

　これまで指摘されていなかったのかもしれませんが，腎機能は低下しているようです。おそらくその理由で，カリウムが5.8mEq/Lと上昇しています。マグネシウムも3.8mg/dLと高値でした。

1. コロコロ便	硬くてコロコロの兎の糞状の排便困難な便	
2. 硬い便	ソーセージ状の硬い便	
3. やや硬い便	表面にひび割れのあるソーセージ状の便	
4. 普通便	表面がなめらかで軟らかいソーセージ状，あるいは蛇状のようなとぐろを巻いた便	
5. やや軟らかい便	水分が多く，やや軟らかい便	
6. 泥状便	境界がほぐれて，ふにゃふにゃの不定形の小片便，泥のような便	
7. 水様便	水様で，固形物を含まない液体状の便	

図4 ブリストル便形状スケール（BSFS）

〔O'Donnell LJ, et al：BMJ, 300：439-440, 1990／Longstreth GF, et al：
Gastroenterology, 130：1480-1491, 2006を参考に作成〕

症例の問題点

- 排便困難
- 排便回数減少
- 硬便
- 酸化マグネシウム投与
- 食欲低下
- 食事摂取不良
- 低栄養
- 高齢，サルコペニア，ADL低下

慢性便秘症

栄養療法のパズルクイズ

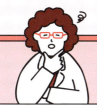

　それでは，先ほど挙げた今回の症例における栄養療法の考慮すべき問題点をピースに喩え，パズルを完成させましょう。周囲8ピースに本症例での問題点をはめ込みました。

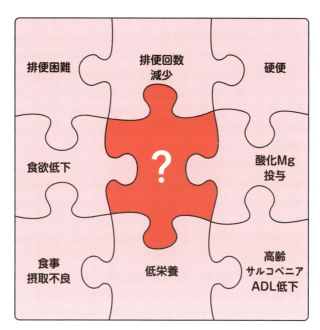
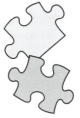

Q この8ピースの問題点に対応し，慢性便秘の症例に対応するための一手を考えたとき，に当てはまるピースはなんでしょう？ 最もよいと思われるピースを，下の4つから選んでください。

- Ⓐ センノシド24mgを連日投与
- Ⓑ 排便を認めるまで経口摂取を中断
- Ⓒ 酸化マグネシウムを2,000mg/日に増量
- Ⓓ 酸化マグネシウムを他の薬剤に変更

第3章

Dr.吉田の選んだピースはこれ！

D 酸化マグネシウムを他の薬剤に変更

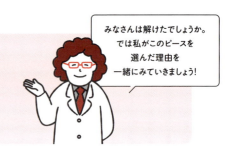

みなさんは解けたでしょうか。では私がこのピースを選んだ理由を一緒にみていきましょう！

パズルの解き方

慢性便秘症の定義・診断・原因

(1) 定義

2017年に，慢性便秘症診療ガイドライン[11]が発表されました。そのなかで，便秘とは，「本来体外に排出すべき糞便を十分量かつ快適に排出できない状態」と定義されました。なんとか排便はできていても，「快適」でない場合は便秘だという画期的な定義でした。

(2) 診断

慢性便秘症の診断基準(表1)[12]も提示されました。強くいきむ，硬便，残便感，排便困難，用手的な排便介助，排便回数が週3回未満の6項目のうち，2項目に該当すれば，便秘と診断されます。また，原則，6カ月以上前から症状があり，最近3カ月間，上記の基準に該当すれば，慢性便秘症と診断されます。2023年には，日本消化管学会から便通異常症診療ガイドライン[12]が発表されましたが，このなかでも，2017年のガイドラインに沿って診断すると記載されています。慢性かどうかの判定については，「患者を診察する医師の診断に委ねる」と記載されており，日常の診療に則した判断ができるよう配慮されています。

(3) 原因

慢性便秘の原因には，消化管機能の低下による機能性消化管疾患のほか，抗コリン薬，抗うつ薬，抗精神病薬などの薬剤，糖尿病，甲状腺機能低下症，パーキンソン病，大腸がんなどの疾患など，さまざまなものがあります(図5)[12),13]。ADLの低下も慢性便秘を発症するリスクとなることが報告されています[12),14]。まずは，機能性消化管疾患以外の原因に該当しないかを確認します。

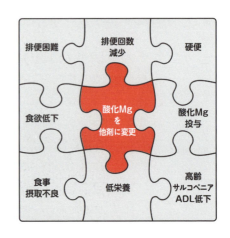

▶今回の原因は…

今回は，カルシウム拮抗薬のアムロジピンを内服していました。アムロジピンは，便秘を発症させることがありますが，発生頻度はそれほど高く

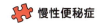

表1　慢性便秘症の診断基準

1.「便秘症」の診断基準
以下の6項目のうち，2項目以上を満たす。

排便中核症状（Defecation core symptom）

- C1（便形状）：排便の4分の1超の頻度で，兎糞状便または硬便（BSFSでタイプ1か2）である。
- C2（排便頻度）：自発的な排便回数が，週に3回未満である。

排便周辺症状（Defecation peripheral symptom）

- P1（怒責）：排便の4分の1超の頻度で，強くいきむ必要がある。
- P2（残便感）：排便の4分の1超の頻度で，残便感を感じる。
- P3（直腸肛門の閉塞感・困難感）：排便の4分の1超の頻度で，直腸肛門の閉塞感や排便困難感がある。
- P4（用手的介助）：排便の4分の1超の頻度で，用手的な排便介助が必要である（摘便・会陰部圧迫など）。

2.「慢性」の診断基準
6カ月以上前から症状があり，最近3カ月間は上記の基準を満たしていること。
ただし，「日常診療」においては，患者を診察する医師の判断に委ねる。

BSFS：Bristol Stool Form Scale（ブリストル便形状スケール）

〔（Lacy BE, et al.Gastroenterology. 2016; 150: 1393-1407.より作成）
「日本消化管学会編：便通異常症診療ガイドライン2023―慢性便秘症, p.8, 2023, 南江堂」より許諾を得て転載〕

ありません。幸い，抗コリン薬や抗精神病薬などの便秘となる可能性の強い薬剤は使用していませんでした。血糖値，HbA1cも正常範囲内です。甲状腺機能も維持されており，パーキンソン病を疑う症状もないようです。便ヘモグロビンも陰性でした。ADLの低下は認められます。しかし，この症例は，圧迫骨折を発症する以前から便秘の症状があり，ADLの低下のみが便秘の原因ではなさそうです。高齢でもあり，やはり，消化管機能の低下による機能性消化管疾患が便秘の原因だと考えられます。

慢性便秘症の治療薬

(1)刺激性下剤：センノシド・ビサコジル

　慢性便秘の症例でよく使用されるのが，センノシドやビサコジルなどの刺激性下剤です。消化管の蠕動を促進することにより速効性があり，投与したらすぐに『出た』と，本人，家族の満足感が得られ，看護，介護の負担も減らせるメリットがあります。

　前述のガイドラインでは，有効性はあるものの，「耐性や習慣性を避けるため，必要最小限にとどめ，できるだけ頓用または短期間での投与とする」と記載されています。したがって，Ⓐのセンノシド24mgを連日投与　は誤りです。「センノシドを毎日内服しないと便が出ない」と訴える患者さんも少なくないとは思いますが，「毎日続けると，効果がなくなって，重度の排便困難になってしまいますよ」と説明して，連用しないように指導してください。ワタクシのところでは，「3日間便が出なかったら使用しましょう」といったルールを作って使用しています。

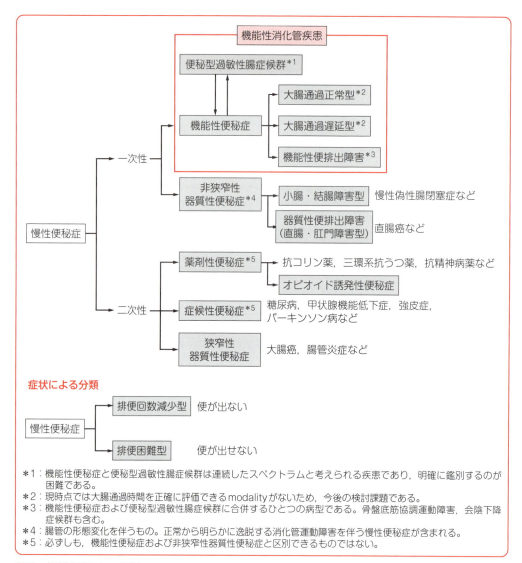

図5 慢性便秘症の分類

〔「日本消化管学会編：便通異常症診療ガイドライン2023―慢性便秘症, p.5, 2023, 南江堂」より許諾を得て転載〕

(2) 酸化マグネシウム

　慢性便秘症治療薬で最もポピュラーなのは，酸化マグネシウムです。酸化マグネシウムは，浸透圧の作用により便の水分量を増加させ，便を軟らかくして排出しやすくする浸透圧性下剤です。

　今回は，硬便が貯留しており，便を軟らかくするという取り組みは適切だったと思われます。酸化マグネシウムを内服していても便が硬いということは，❸の選択肢のように，酸化マグネシウムを2,000mg/日に増量するほうがよいのでしょうか？　この選択をするには，一つ問題があります。この症例では，血清マグネシウム値が3.8mg/dLと上昇していました。このまま

124

慢性便秘症

酸化マグネシウムの内服を続けたり，増量したりすると，血清マグネシウム値がさらに上昇してしまう可能性があります。食事摂取量が低下していたため，アミノ酸・糖・電解質・ビタミンB₁液を輸液していたのも高マグネシウム血症を引き起こしやすくなった原因かもしれません。添付文書に記載してあるとおりです。

血清マグネシウム値が12mg/dL前後まで上昇すると，血圧低下や呼吸抑制，心停止をきたす可能性があります。実際に，突然の意識障害，心停止などで救急搬送され，酸化マグネシウム内服による高マグネシウム血症と診断された事例が報告されています[15]。特に，酸化マグネシウムを1,500mg/日以上内服する症例や腎機能が低下した症例では，高マグネシウム血症に注意が必要です。eGFRが15mL/min/1.73m²未満の症例では，酸化マグネシウム1,000mg/日の投与でも，血清マグネシウム値が6mg/dLを超えることがあると報告されています[16]。酸化マグネシウムを投与する症例では，定期的に血清マグネシウム値をモニタリングすることが大切です。したがって，**ⓒ酸化マグネシウムを2,000mg/日に増量**は誤りで，**ⓓ酸化マグネシウムを他の薬剤に変更**が正解となります。

(3) ラクツロース

浸透圧により便を軟らかくする薬剤としてラクツロースも使用されています。腸内細菌により分解され，酢酸，酪酸を産生し，大腸粘膜の機能を改善する作用もあることが知られています。しかし，高齢者では腹部膨満などを発症することもあるので，注意が必要です。

(4) 漢方薬

大建中湯，防風通聖散，潤腸湯などの漢方も便秘の治療に使用されています。

(5) 新規慢性便秘治療薬

近年，慢性便秘症治療薬が数種類追加され，薬剤選択の自由度が高くなりました。

ルビプロストンは，腸管粘膜細胞のクロライドチャネルを刺激し，腸液の分泌を促進し，便を軟らかくする腸液分泌促進薬で，腸管粘膜のバリア機能や組織修復作用を改善させるともいわれています。

リナクロチドは，グアニル酸シクラーゼC受容体作動薬で，腸液の分泌を促進するほか，腸管の輸送能や内臓痛覚過敏も改善するといわれています。他の薬剤よりも作用が強い印象があります。この症例のような頑固な便秘に使用するといいかもしれません。

エロビキシバットは，胆汁酸トランスポーター（IBAT）阻害薬で，腸管内の胆汁酸を増加させることで，大腸内への水分分泌や消化管運動を促進させます。

オピオイドを使用している症例の便秘を防止する薬剤として，ナルデメジンも開発されました。ただし，新規に追加された薬剤を使用する際，コストが高くなってしまうことがあるので，注意が必要です。

慢性便秘症での水分・食事摂取の重要性

　さまざまな薬物療法が可能となっても『出すもの』，つまり，便が適切に産生されないことには，正常な排便には至りません。便を形成するのは，水分，不消化物，腸内細菌，脱落した腸粘膜などです。高齢者は水分摂取量が不足し，脱水になりやすいといわれています。日頃から適宜，水分を摂取するよう心がけてもらうことが大切です。そして食事，特に食物繊維の摂取が不足しないようにすることが重要です。したがって，❽排便を認めるまで経口摂取を中断する　も誤りです。食物繊維は，腸内細菌により分解される発酵性食物繊維と，腸内細菌により分解されにくい非発酵性食物繊維に分類されます。便秘の治療では，便の量を維持するという観点から，非発酵性食物繊維が不足しないようにすることが重要だといわれています。最近のメタ解析で，非発酵性食物繊維，特に，オオバコ（サイリウム）の粉末を摂取することで，排便回数や便性状が改善したことが報告されています[17]。オオバコは，日本でも雑草としていたるところで普通にみかける植物です。車の轍にも生えるたくましさから，車前草ともよばれます。便秘に利用されているのは，オオバコのなかでも，インドオオバコやエダウチオオバコなどの種子や種皮の部分で，日本でも健康食品などとして販売されています。

　近年の研究により，便秘の治療で，腸内フローラのバランスを維持することが有効だということがわかってきました。ビフィズス菌，乳酸菌などのプロバイオティクスを摂取することで便秘の改善が認められたという報告も多数行われています[18)-20)]。1種類の菌種よりも複数の菌種を摂取したほうが，腸の通過時間，排便回数，便性状が改善するようです。

心身の健康維持のために便秘の予防は不可欠

　便秘は食事摂取量の低下，低栄養の原因となり，狭心症や心筋梗塞発症のリスク，心血管疾患の死亡リスクを上昇させるほか，生命の質（QOL）を低下させるといわれています。欧米で2,870人を対象とした調査では，便秘によって，全体的健康感と心の健康の項目が有意に低下することが報告されました（図6）[21)]。

　患者さんだけでなく，身近な人，自分自身の心と体の健康を護るため，あらゆる方面から便秘を防ぐアプローチを行っていくことが大切ですね。筆者の「試してみたい便秘時の対応」[13)]では，排便日誌の利用や，便秘を防ぐ腹部マッサージなども含め，日常で簡単にできる便秘防止についてもご紹介しています。

　たかが便秘と，甘くみてはいけないというお話，十分おわかりいただけましたでしょうか。長期にわたって酸化マグネシウムやセンノシドの内服を続けている患者さんに遭遇した際は，ぜひ一歩踏みこんだ指導を心がけてみてください。

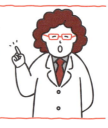

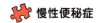

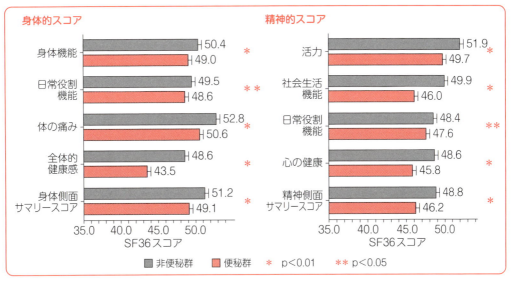

図6 便秘はQOL低下の原因

(Wald A, et al：Aliment Pharmacol Ther, 26：227-236, 2007より)

文献

1) 厚生労働省：2019年 国民生活基礎調査の概況．2020
2) Tamura A, et al：Prevalence and Self-recognition of Chronic Constipation：Results of an Internet Survey. J Neurogastroenterol Motil, 22：677-685, 2016
3) Honkura K, et al：Defecation frequency and cardiovascular disease mortality in Japan：The Ohsaki cohort study. Atherosclerosis, 246：251-256, 2016
4) Sumida K, et al：Constipation and risk of death and cardiovascular events. Atherosclerosis, 281：114-120, 2019
5) 吉田貞夫・編著：高齢者を低栄養にしない20のアプローチ MNAで早期発見 事例でわかる基本と疾患別の対応ポイント．メディカ出版，2017
6) Cederholm T, et al：GLIM criteria for the diagnosis of malnutrition - A consensus report from the global clinical nutrition community. Clin Nutr, 38：1-9, 2019
7) 吉田貞夫：国際標準の低栄養診断「GLIM（グリム）基準」とは？ ナースマガジン，39：14, 2022
8) 吉田貞夫：実際にGLIM基準の診断をやってみよう！ ナースマガジン，40：26, 2022
9) Yoshida S, et al：Assessment of sarcopenia and malnutrition using estimated GFR ratio (eGFRcys/eGFR) in hospitalised adult patients. Clin Nutr ESPEN, 48：456-463, 2022
10) 吉田貞夫：クレアチニン，シスタチンCによる腎機能評価の特性を応用した骨格筋量評価の試み．臨床栄養，142：484-487, 2023
11) 日本消化器病学会関連研究会，他：慢性便秘症診療ガイドライン2017．南江堂，2017
12) 日本消化管学会・編：便通異常症診療ガイドライン2023―慢性便秘症．南江堂，2023
13) 吉田貞夫：試してみたい便秘時の対応．高齢者を低栄養にしない20のアプローチ MNAで早期発見 事例でわかる基本と疾患別の対応ポイント（吉田貞夫・編著），メディカ出版，pp38-41, 2017
14) Moezi P, et al：Prevalence of Chronic Constipation and Its Associated Factors in Pars Cohort Study：A Study of 9000 Adults in Southern Iran. Middle East J Dig Dis, 10：75-83, 2018
15) 中尾彰太，他：酸化マグネシウム長期内服による重症高マグネシウム血症の3例．日本救急医学会雑誌，21：365-371, 2010
16) 中村忠博，他：酸化マグネシウム製剤の腎機能低下患者における血清マグネシウム値への影響．日本腎臓病薬物療法学会誌，2：3-9, 2013
17) Alice van der Schoot, et al：The Effect of Fiber Supplementation on Chronic Constipation in Adults：An Updated Systematic Review and Meta-Analysis of Randomized Controlled Trials. Am J Clin Nutr, 116：953-969, 2022
18) Dimidi E, et al：The effect of probiotics on functional constipation in adults：a systematic review and meta-analysis of randomized controlled trials. Am J Clin Nutr, 100：1075-1084, 2014
19) Zhang C, et al：Meta-analysis of randomized controlled trials of the effects of probiotics on functional constipation in adults. Clin Nutr, 39：2960-2969, 2020
20) Ghafar MYA, et al：Evaluation of the Efficacy of Probiotics (MCPR BCMCR Strains) Treating Constipation in Elderly Patients with Multiple Chronic Co-Morbidities：A Randomized Control Trial. J Nutr Health Aging, 24：1066-1072, 2020
21) Wald A, et al：The burden of constipation on quality of life：results of a multinational survey. Aliment Pharmacol Ther, 26：227-236, 2007

第3章 パズルで紐解く病態別栄養療法

8 胃がん術後の低栄養に適切に対応するために必要なピースはどれ？

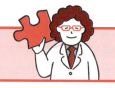

胃がんなどで胃を切除，もしくは全摘した症例では，低栄養を防止し，合併症を防ぐため，慎重な栄養管理が必要となります。
今回は，胃がん術後の症例に適切に対応するためのポイントについて考えてみましょう。

🩹 症例

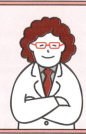

95歳，男性
【診断】右大腿骨頸部骨折，骨粗鬆症
【既往歴】
胃がん術後（1年前に幽門側胃切除術，Roux-en-Y吻合，pT2N0M0，pStage IB）。10年以上前より2型糖尿病，高血圧症のため内服薬あり。
【現病歴】
自宅で転倒，右股関節痛が出現。X線検査で右大腿骨頸部骨折と診断された。
【身体所見】（↑：基準値に比較し上昇，↓：基準値に比較し低下）
身長 160.0cm，体重 44.2kg，BMI 17.3kg/m^2，平常時体重 47.0kg，体重減少率 6.0%（約1カ月間で），体温 36.4℃，血圧 128/64mmHg，脈拍 90回/分（不整なし），動脈血酸素飽和度（パルスオキシメータ）97%，貧血 なし，皮膚乾燥 軽度，黄疸 なし，心雑音 なし，呼吸音 清，腹部は陥凹，圧痛 なし，筋性防御 なし，下腿浮腫 軽度
四肢骨格筋指数（SMI）5.7kg/m^2 ↓（男性のカットオフ値7.0kg/m^{2}未満），ふくらはぎ周囲長 24.5cm ↓（男性のカットオフ値33cm未満），握力（右）14.0kg ↓，（左）13.0kg ↓
【検査所見】（↑：基準値に比較し上昇，↓：基準値に比較し低下）
白血球数 5,700/mm^3，総リンパ球数 760/mm^3 ↓，血小板数 37.1万/mm^3 ↑，Hb 11.2g/dL ↓，CRP 0.7mg/dL ↑，Alb 3.2g/dL ↓，AST 11U/L，ALT 8U/L，ALP 68U/L，LDH 182U/L，BUN 30.6mg/dL ↑，Cre 0.7mg/dL，eGFR 77.6mL/min/1.73m^2

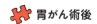

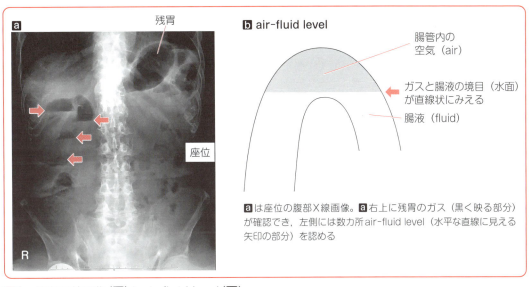

図1 腹部X線画像（a）とair-fluid level（b）

Na 154mEq/L↑，K 4.7mEq/L，Cl 111mEq/L，Ca 9.2mg/dL（Alb値で補正後），Mg 2.3mg/dL，無機リン 3.7mg/dL，空腹時血糖 158mg/dL↑，HbA1c 5.5％，NT-proBNP 642pg/mL↑，便Hb（−）

【心電図】洞調律，不整脈 なし

【画像所見】
胸部X線画像では，心陰影の拡大，肺野の浸潤影などはなし。座位の腹部X線画像（図1）で，右上に残胃のガス（黒く映る部分）が確認できる。図の左側に，数カ所air-fluid level（水平な直線に見える部分）を認める。CTのスカウト画像（図2）で右股関節の人工骨頭と残胃のガスが確認できる。横断像および3Dの冠状断画像では，残胃のガスと空腸との吻合部（矢印）が確認できる。輸入脚の明らかな拡張はなし。局所再発，肝転移，リンパ節転移を疑う所見はなし。

【食事摂取量】
食事は1日3食，1,800kcal/日が提供されているが，人工骨頭挿入術後，食事摂取不良（200〜500kcal/日程度）が持続。食後しばらくすると気分不快。嘔吐はなし。

【栄養アセスメント・診断結果】
- 主観的包括的評価（SGA）：高度の低栄養
- MNA-SF[1]　　　　　　　：2点（低栄養）
- GLIM（図3）[2)-4)]　　　：重度の低栄養

【処方内容】
- アムロジピン錠2.5mg　　　1回1錠　1日1回　朝食後
- ロサルタン錠50mg　　　　 1回1錠　1日1回　朝食後
- リナグリプチン錠5mg　　　1回1錠　1日1回　夕食後
- 酸化マグネシウム錠500mg　1回1錠　1日3回　毎食後

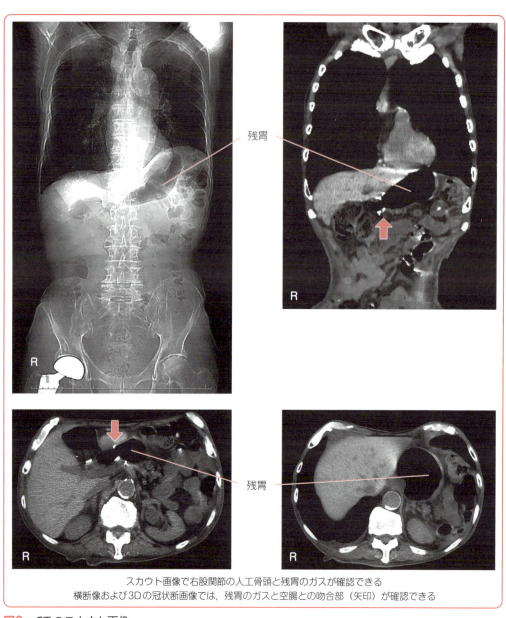

スカウト画像で右股関節の人工骨頭と残胃のガスが確認できる
横断像および3Dの冠状断画像では,残胃のガスと空腸との吻合部(矢印)が確認できる

図2 CTのスカウト画像

表現型	病因
意図しない体重減少 ☑ 6カ月以内に5%以上の体重減少 ☐ 6カ月以上で10%以上の体重減少 低BMI（アジア人） ☐ 18.5未満（70歳未満） ☑ 20未満（70歳以上） 筋肉量減少 ☑ BIAによるSMIで男性7.0kg/m²未満 　　　　　　　　女性5.7kg/m²未満	食事摂取量減少/消化吸収能低下 ☑ エネルギー必要量の50%以下が1週間以上 ☐ 食事摂取量の低下が2週間以上 ☑ 消化吸収障害，慢性的な消化器症状 疾患による炎症 ☐ 急性疾患/外傷などによる侵襲 ☑ 慢性疾患

☑ 上記の一つ以上が該当　　かつ　　☑ 上記の一つ以上が該当

↓

☑ 低栄養状態

↓

重症度の確認

	体重減少	低BMI	筋肉量減少
中等症	☑ 過去6カ月以内で5～10% ☐ 過去6カ月以上で10～20%	—	☐ 軽度～中等度の減少
重症	☐ 過去6カ月以内で10%以上 ☐ 過去6カ月以上で20%以上	☐ 18.5未満（70歳未満） ☑ 20未満（70歳以上）	☑ 重度の減少

↓

☑ 重度の低栄養

図3 GLIMによる低栄養診断の結果

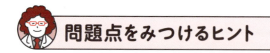 問題点をみつけるヒント

▶ 胃がん術後特有の問題点は？

　おや？　今回は胃がん術後の症例のはずですが，診断名は右大腿骨頸部骨折？　すみません…，ワタクシ，回復期リハビリテーション病棟に勤務しているため，胃がんの手術直後の症例ではなく，過去に胃がんの手術を施行された症例について書いてみることにしました。今回の症例，胃がんの手術は1年前ですが，胃がん術後特有の問題点がありました。その点を念頭に，次ページのパズルクイズにチャレンジしてみてください。

　食後に気分不快の訴えがあり，食事摂取不良が持続しているようです。話を聞いてみると，気分不快は8時に朝食をとり，10時にリハビリテーションを開始するころが最も強いとのことでした。午後も時折気分が悪くなり，その際は夕方近くまで動きたくないとのことでした。

▶ 身体・検査所見から状態を推察しよう

　BMIは17.3kg/m²で，GLIM基準では重度の低栄養と診断されました。総リンパ球数が低値となっていますが，これは低栄養によるものかもしれません。このままでは感染症のリスクが懸念されます。骨格筋量や握力も低下しており，サルコペニアも進行しているようです。低栄養を早急に改善する対策を行わないと，サルコペニアがさらに進行し，ADLも改善しない可能性があります。

　血清尿素窒素，ナトリウムが高値であることから高張性脱水であることが考えられます。これは気分不快のため，水分摂取が十分にできていないことが原因のようです。

▶ 消化管の状態は？

　CTで確認する限りでは，残胃と空腸の吻合部に狭窄はないようです。数カ所air-fluid levelを認め，腸管の癒着が疑われますが，小腸が著しく拡張している所見はなく，治療が必要となるような腸閉塞ではないようです。輸入脚となる十二指腸，口側空腸の拡張もなく，嘔吐もないとのことなので，胆汁や膵液が輸入脚に貯留する輸入脚症候群も否定的です。がんの再発もないようです。

　軽度の貧血ですが，便ヘモグロビンは陰性で，消化管の強い炎症などもないようです。

症例の問題点

- 胃がん術後
- 食後に気分不快感
- 食事摂取量低下
- 低栄養
- 全身倦怠感
- 高齢
- サルコペニア，ADL低下
- 2型糖尿病

胃がん術後

栄養療法のパズルクイズ

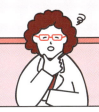

　それでは，先ほど挙げた今回の症例における栄養療法で考慮すべき問題点をピースに喩え，パズルを完成させましょう。周囲8ピースに本症例での問題点をはめ込みました。

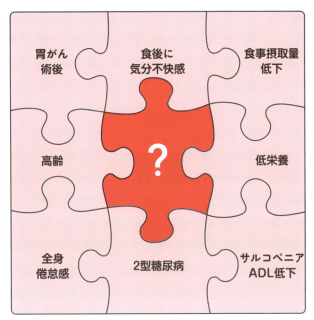

Q この8ピースの問題点に対応し，胃がん術後の症例に対応するための一手を考えたとき，に当てはまるピースはなんでしょう？ 最もよいと思われるピースを，下の4つから選んでください。

- Ⓐ 1日5回の分食にする
- Ⓑ 毎食，液体の高エネルギーの補助食品を追加する
- Ⓒ 毎食，半固形状の高エネルギーの補助食品を追加する
- Ⓓ 高血糖に対して，毎食後4～6単位の超速効型インスリンを投与する

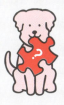

第3章

Dr. 吉田の選んだピースはこれ！

A 1日5回の分食にする

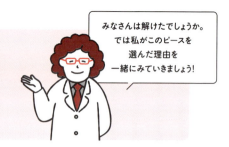

みなさんは解けたでしょうか。では私がこのピースを選んだ理由を一緒にみていきましょう！

 パズルの解き方

胃がんは国民病？

(1)罹患率・死亡率の推移

がんは日本人の死因の第1位で，全死亡の24.3％を占めています[5]。また，胃がん，大腸がんなど消化器のがんは罹患率，死亡率ともに上位です。胃がんの罹患率は，男性では大腸がん，前立腺がん，肺がんに次いで第4位，女性では乳がん，大腸がん，子宮がん，肺がんに次いで第5位です（図4）[6]。生活環境の変化やヘリコバクター・ピロリの除菌治療が普及し，罹患率は徐々に低下する傾向がありますが（図5 a）[7]，2020年には少なくとも男性75,128人，女性34,551人，合計で

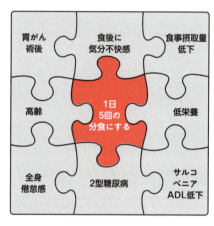

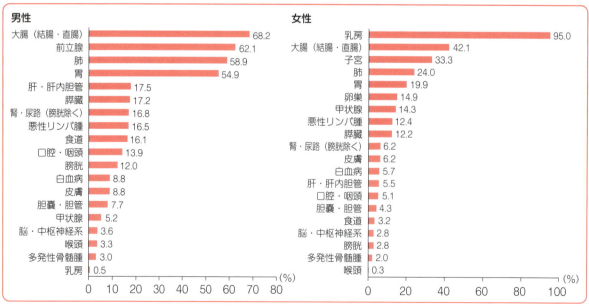

図4 2020年における年齢調整がん部位別罹患率

〔厚生労働省健康・生活衛生局がん・疾病対策課：令和2年 全国がん登録罹患数・率 報告2020より〕

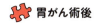

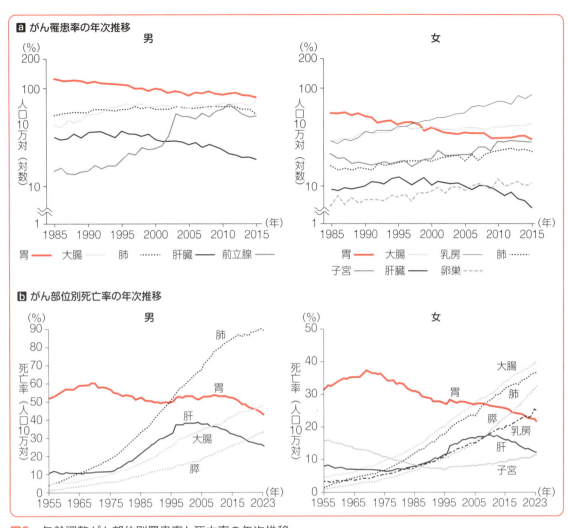

図5 年齢調整がん部位別罹患率と死亡率の年次推移
〔a がん研究振興財団：がんの統計2024―図表編／b 厚生労働省：令和5年（2023）人口動態統計月報年計（概数）の概況―結果の概要より〕

109,679人が胃がんと診断されています[6]。検診による早期発見，早期治療，手術，化学療法など治療技術の進歩により，胃がんの死亡率は低下傾向にありますが**（図5 b）**[5]，男性では肺がん，大腸がんに次いで第3位，女性では大腸がん，肺がん，膵がん，乳がんに次いで第5位です。

　もともと日本人は胃がんを発症する人が少なくなく，かつては国民病ともいわれていました。『白い巨塔』という小説は，何度も映画化，ドラマ化されているのでご覧になった方も多いと思いますが，胃がん手術の第一人者の外科医が主人公です。

　日本の外科の技術レベルを世界に知らしめた中山恒明先生は，昭和期に実在した胃がん，食道がん手術の名医です。麻酔技術が未発達だった当時，短時間，最小の出血量で手術を行うことで，胃がんの治療成績を飛躍的に向上させました。実際に中山先生の手術を体験した先輩の

外科医に聞いた話では，幽門側胃切除術は30分ほどしかかからなかったそうです（通常は2時間ほどかかります）。手術法，手術器具の改良にも尽力され，英語の教科書に日本人外科医として初めて『Nakayama』と名前が記されました。宇都宮市には，中山恒明記念館があるそうです。

(2)原因

　胃がんの原因には，ヘリコバクター・ピロリ感染，喫煙，ストレス，塩分過多，アルコール，刺激物の摂取などが知られています。かつて，がん研究の大御所で国立がんセンター名誉総長も務めた杉村隆先生（ワタクシの師匠のさらにまた上の師匠）が，ラットにN-メチル-N'-ニトロ-N-ニトロソグアニジンというニトロソ化合物を摂取させると，ヒトの胃がんによく似た胃がんが発生することを，『Nature』というとても評価の高い科学雑誌に報告されました[8]。そのため，巷では，焼き魚が胃がんの原因になるかもしれないといわれたこともありましたが，実際にはかなり大量に摂取しない限り胃がんにはならないようで，現在では干物もサンマも安心して食べてよいということになっています。

胃がん後のダンピング症候群

　胃がんの術後は，出血，感染など，通常の手術の合併症以外に，特有の術後合併症をきたすことがあります。その一つがダンピング症候群です。胃には摂取した食物を一時的に貯めておく機能があります。胃を切除すると，摂取した食物が急速に小腸に流入します。これによって引き起こされる自律神経症状や低血糖症状がダンピング症候群です。ダンピング症候群は，早期ダンピング症候群と後期ダンピング症候群に分類されています**(表1)**[9]-[11]。

(1)早期ダンピング症候群

　早期ダンピング症候群は，食物が急速に小腸に流入することにより，消化管ホルモン，セロトニン，ヒスタミン，ブラジキニン，カテコールアミンの血中への放出や，小腸が拡張し，残胃が牽引されて起こる血管運動神経反射，血管内から腸管へ水分が移動することによる脳虚血が原因で発症し，食後30分ほどで全身倦怠感，臥床衝動，冷や汗，顔面紅潮，動悸などの血管作動性症状や，腹鳴，腹部膨満，腹痛，悪心，下痢などの消化器症状が認められます**(表2)**。食事を1日5～6回に分け，1回の摂取量を少量にし(分食)，よく咀嚼し，ゆっくりと食べるよう心がけてもらいます。食後30分～1時間は左側臥位で臥床するとよいといわれています。子どものころ，「食後に寝ると牛になる」と叱られた方もいるかもしれませんが，胃がん術後の患者さんは，食後は静かに休んでいただいたほうがよいようです。塩分や糖分の多い(浸透圧の高い)食品は，血管から腸管への水分の移動を促進してしまうので，摂取を避けるようにしてもらいます。また，脱水は脳虚血の原因となるため，こまめに少量ずつ水分を摂取してもらいましょう。シプロヘプタジンなどの抗ヒスタミン薬やセロトニン受容体拮抗薬を使用することもあります。

表1 早期ダンピング症候群と後期ダンピング症候群

	早期ダンピング症候群	後期ダンピング症候群
発症のタイミング	食後30分	食後2〜3時間
症状	・血管作動性症状 　全身倦怠感，臥床衝動，冷や汗，顔面紅潮，動悸など ・消化器症状 　腹鳴，腹部膨満，腹痛，悪心，下痢など	・低血糖による症状 　全身倦怠感，発汗，めまい，脱力感，失神など
発症機序	・消化管ホルモン，セロトニン，ヒスタミン，ブラジキニン，カテコールアミンが血中に放出される →小腸拡張，残胃牽引による血管運動神経反射 →血管内から腸管へ水分が移動することによる脳虚血	・食後高血糖によるインスリンの過剰分泌
対応	・食事を1日5〜6回に分け，1回の摂取量を少量にする（分食） ・よく咀嚼し，ゆっくりと食べる ・食後30分〜1時間は左側臥床 ・塩分や糖分の多い（浸透圧の高い）食品を避ける ・こまめに少量ずつ水分を摂取する ・抗ヒスタミン薬，セロトニン受容体拮抗薬を投与	・高たんぱく，高脂質，低脂肪食 ・食事を1日5〜6回に分け，1回の摂取量を少量にする（分食） ・食後2時間程度で間食をする ・水溶性食物繊維を摂取 ・α-グルコシダーゼ阻害薬を投与

〔Scarpellini E, et al：Nat Rev Endocrinol, 16：448-466, 2020／阪　眞：日本消化器外科学会教育集会資料, pp13-24, 2010／加藤俊幸, 他：日本内科学会雑誌, 94：80-84, 2005を参考に作成〕

表2 早期ダンピング症候群の判定基準

	重要度	症状
全身症状	A	冷や汗をかく
		動悸がある
		めまいがある
		しびれ・失神がある
	B	顔色が赤くなる
		顔色が青くなる
		全身が熱くなる
		全身がだるくなる
		眠くてたまらなくなる
		頭痛・頭重がある
		胸苦しくなる

	重要度	症状
腹部症状	C	腹がごろごろなる（牛乳を除く）
		腹痛がある（牛乳を除く）
		下痢がある（牛乳を除く）
	D	吐き気がある
		嘔吐がある
		腹が張る
		腹の不快感がある

〔長尾房大, 他：日本消化器学会雑誌, 4：1-20, 1972より〕

※食後30分以内にA・B（全身症状）のうち，1つ以上の症状があれば早期ダンピング症候群と診断される

(2)後期ダンピング症候群

　後期ダンピング症候群は，食後に血糖値が急激に上昇し，少し遅れてインスリンが過剰に分泌されることで低血糖を引き起こし，食後2〜3時間ほどで全身倦怠感，発汗，めまい，脱力感，失神などの症状が認められます。食直後の高血糖を防ぐため，糖質の摂取を控えるか，GI

値(glycemic index)の低い食品(低GI食)を摂取するようにします。水溶性食物繊維を摂取することで，血糖値の上昇を抑制できる可能性があります。低栄養を防止するためたんぱく質は十分量摂取します。エネルギー量の不足を脂質で補うことも可能です。脂質を摂取する際は，肉類などで飽和脂肪酸をとりすぎないよう注意が必要です。オリーブオイルなどの植物性の脂質や中鎖脂肪酸トリグリセリド(medium chain triglyceride：MCT)を使用するのも一つの方法です。早期ダンピング症候群の際と同様に食事を1日5～6回に分け，1回の摂取量を少量にする分食も有効です。低血糖を頻回に発症する場合は，食後2時間程度で間食をすることを勧めます。血糖値の上昇を抑制するα-グルコシダーゼ阻害薬を使用することもあります。

(3)今回の症例における考え方

さて，ここまでお読みになって，パズルの答えがみえてきたのではないでしょうか？

▶ 食後2時間後の気分不快感・低血糖の理由

この症例は，食後2時間ほどで気分が悪くなると訴えていました。後期ダンピング症候群の可能性があります。気分不快を訴えた際に血糖値を測定してみたところ，70mg/dLと低血糖を認めました。

▶ 後期ダンピング症候群は術後数年～数十年で発症することもある

術後1年も経って，後期ダンピング症候群を発症することがあるの？　と疑問に思われるかもしれませんが，実は，術後数年以上経過してから後期ダンピング症候群を発症する症例も少なくありません。術後20年以上経過して発症した症例の報告もありますし[12]，ワタクシも，術後40年で後期ダンピング症候群を発症した症例を経験したことがあります。その症例は，食後に高血糖になるため，誤って糖尿病と診断されていました。

▶ 低血糖による症状を的確に見極めることが重要

高血糖に続いて起きる低血糖を的確に診断するためには，持続グルコースモニタリング(continuous glucose monitoring：CGM)を使用するのもよい方法です[9]。

今回の症例は，胃がんの手術以前から2型糖尿病と診断されていました。早朝空腹時の血糖値がやや高めで，2型糖尿病の診断は誤りではないようです。胃がんの術後，いつから後期ダンピング症候群の症状が出現したかははっきりしませんが，高齢であることに加え，徐々に栄養状態が悪化したことで，食後のインスリン分泌が遅延し，後期ダンピング症候群の症状が出現した可能性があります。

後期ダンピング症候群の症状を改善するためには，糖質を1回の食事で多量に摂取しないことが重要です。正解は，**Ⓐ1日5回の分食にする**　です。

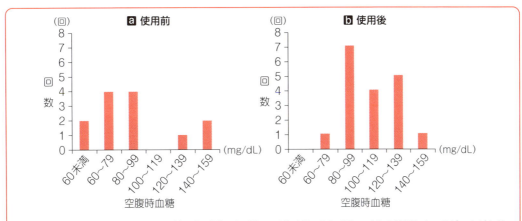

空腹時血糖の分布を調べてみると，使用前（ⓐ）は，60 mg/dL未満〜80〜99 mg/dLの範囲に1つのピークがあり，100〜119 mg/dLの範囲は空白となり，120〜159 mg/dLの範囲に2つ目のピークが認められる。こうした二峰性の分布は健常人では認められることはなく，血糖値の激しい乱高下を反映しているものと考えられる。

一方，低GIの経腸栄養剤を使用後（ⓑ）は，血糖値の分布は80〜139 mg/dLの範囲を中心にした，より正常に近い一峰性の分布となった。60 mg/dL未満の低血糖は認められなくなり，140〜159 mg/dLの高血糖の頻度も減少した。

図6 血糖変動の大きい症例への低GI食の効果

〔吉田貞夫：経腸栄養 管理プランとリスクマネジメント，サイオ出版，p189，2015より〕

▶ 低栄養改善＋後期ダンピング症候群の患者への補助食品の使い方

この症例は重度の低栄養でした。低栄養を改善したい一心で3回の食事に補助食品を追加すると，食後高血糖を増悪させ，後期ダンピング症候群を引き起こしやすくしてしまう可能性があります。補助食品を追加する際は「毎食」にではなく，食事と食事の合間に追加するとよいかもしれません。また，GI値の低い補助食品を使用することで，血糖値の変動を抑制できる可能性があります(図6)[13]。

CT画像を確認すると，残胃は空腸と吻合されています。吻合部の狭窄がないのは良いことですが，残胃に到達した食物は，おそらく残胃に留まらず，ただちに空腸に流入するように見受けられます。この症例では，半固形状でも液状同様に空腸への流入を抑制することは困難です。したがって，Ⓑ，Ⓒとも適切ではありません。

胃切除術でも，幽門を温存した術式であれば，残胃に到達した食事が幽門でせき止められるため，後期ダンピング症候群のリスクが低下すると考えられています[9]。

▶ インスリン過剰分泌となる後期ダンピング症候群の患者への糖尿病治療薬の選び方

後期ダンピング症候群では，インスリンの過剰分泌が問題となります。したがって，Ⓓ高血糖に対して，毎食後4〜6単位の超速効型インスリンを投与する　も，逆効果となるかもしれません。

この症例は，2型糖尿病の治療のため，DPP-4阻害薬を内服しています。DPP-4阻害薬はご存知のように，GLP-1を分解するDPP-4の働きを妨げ，GLP-1の血中濃度を上昇させます。実は，後期ダンピング症候群のインスリン過剰分泌には，GLP-1が関与していると考えられています[9),12),13]。したがって，DPP-4阻害薬は後期ダンピング症候群の発症リスクを上昇さ

せる可能性があります。α-グルコシダーゼ阻害薬やメトホルミンなどへの変更を検討してもよいかもしれません。ただし，この症例では，数カ所air-fluid levelを認め，腸管の癒着が疑われます。α-グルコシダーゼ阻害薬を使用することで，消化・吸収されなかった糖質が大腸に到達し，腸内細菌による発酵でガスを発生させ，腹部膨満をきたし，腸閉塞症状を発症するリスクがあるので注意が必要です。

日常接する患者さんのなかに，過去に胃を切除または全摘している方は少なくないと思います。手術から年月が経過していても，加齢や低栄養などにより，後期ダンピング症候群を発症する可能性があります。食後に気分が悪くなることはないか，気分が悪くなる場合は，食後どのくらいの時間なのかを確認し，主治医と相談するようにしてください。食事に注意し，内服薬を変更，追加することで症状を軽減できる可能性があります。

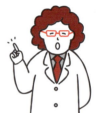

文献
1) 吉田貞夫・編著：高齢者を低栄養にしない20のアプローチ MNAで早期発見 事例でわかる基本と疾患別の対応ポイント．メディカ出版，2017
2) Cederholm T, et al：GLIM criteria for the diagnosis of malnutrition - A consensus report from the global clinical nutrition community. Clin Nutr, 38:1-9, 2019
3) 吉田貞夫：国際標準の低栄養診断「GLIM（グリム）基準」とは？ ナースマガジン，39:14, 2022
4) 吉田貞夫：実際にGLIM基準の診断をやってみよう！ ナースマガジン，40:26, 2022
5) 厚生労働省：令和5年（2023）人口動態統計月報年計（概数）の概況―結果の概要（https://www.mhlw.go.jp/toukei/saikin/hw/jinkou/geppo/nengai23/dl/kekka.pdf）（アクセス月：2024年12月）
6) 厚生労働省健康・生活衛生局がん・疾病対策課：令和2年 全国がん登録罹患数・率 報告2020（https://www.mhlw.go.jp/content/10900000/001231386.pdf）（アクセス月：2024年12月）
7) がん研究振興財団：がんの統計2024―図表編．がん研究振興財団，2024
8) Sugimura T, et al：Tumour production in glandular stomach of rat by N-methyl-N'-nitro-N-nitrosoguanidine. Nature, 216:943-944, 1967
9) Scarpellini E, et al：International consensus on the diagnosis and management of dumping syndrome. Nat Rev Endocrinol, 16:448-466, 2020
10) 阪眞：胃切除後症候群の実際とその管理―各論―．日本消化器外科学会教育集会資料, pp13-24, 2010（https://www.jsgs.or.jp/cgi-html/edudb/pdf/20101013.pdf）（アクセス月：2024年11月）
11) 加藤俊幸，他：胃切除後症候群とその対策．日本内科学会雑誌，94:80-84, 2005
12) 紙谷史朗，他：胃切除後期ダンピング症候群による意識消失に少量ジアゾキシドが有効であった1例．糖尿病，64:178-184, 2021
13) 吉田貞夫：高血糖・低血糖・後期ダンピング症候群．経腸栄養 管理プランとリスクマネジメント（吉田貞夫・編），サイオ出版，p189, 2015

胃がん術後

第3章

第3章 | パズルで紐解く病態別栄養療法

9 高齢者の摂食障害に適切に対応するために必要なピースはどれ？

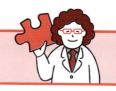

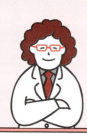

高齢になると，食事摂取量は減少しがちです．本人や家族は3食きちんと食事を摂っていると思っていても，知らず知らずのうちに体重が減少し，サルコペニアが進行してしまうということもよくあります．今回は，食事摂取量の減少した高齢者に適切に対応するためのポイントについて考えてみましょう．

症例

85歳，女性
【診断】乳がん術後，多発性肺転移
【既往歴】アルツハイマー型認知症，心房細動，うっ血性心不全，腰椎圧迫骨折，骨粗鬆症
【現病歴】
2年前に左乳房に発赤，腫瘤がみつかり，皮膚浸潤を伴う局所進行乳がんと診断され，左乳房全切除術，センチネルリンパ節生検，腋窩郭清を施行された．病理診断は，pT4b，pN1a，cM0，pStage Ⅲ B，ホルモン受容体陽性，HER2陰性．本人，家族の希望で，術後化学療法を行わないこととなった．今回はここ数カ月，食事摂取量が減少し，体重も減少，体動も困難になっているため，精査，治療目的で入院．
【身体所見】(↑：基準値に比較し上昇，↓：基準値に比較し低下)
身長 143.0cm，体重 33.7kg，BMI 16.5kg/m²，平常時体重 36.0kg，体重減少率 6.4％(約1カ月間で)，体温 36.7℃，血圧 110/74mmHg，脈拍 64回/分(不整)，動脈血酸素飽和度(パルスオキシメータ)98％，貧血 なし，皮膚乾燥 軽度，黄疸 なし，心雑音 なし，呼吸音 清，腹部 陥凹，圧痛 なし，筋性防御 なし，下腿浮腫 軽度
生体電気インピーダンス法(BIA)による四肢骨格筋指数(SMI)の測定は，本人の拒否により施行できなかった
ふくらはぎ周囲長 25.9cm↓(女性のカットオフ値 32cm未満[1), 2)])
握力(右)11.0kg↓，(左)9.0kg↓

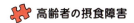 高齢者の摂食障害

【検査所見】（↑：基準値に比較し上昇，↓：基準値に比較し低下）
白血球数 6,600/mm³，総リンパ球数 1,400/mm³↓，血小板数 24.7万/mm³
Hb 11.3g/dL，CRP 0.05mg/dL 以下，Alb 3.6g/dL↓，AST 30U/L，ALT 27U/L，
ALP 79U/L，BUN 18.2mg/dL，Cre 0.55mg/dL，eGFR 77.0mL/min/1.73m²
Na 143mEq/L，K 4.6mEq/L，Cl 106mEq/L，Ca 9.2mg/dL（Alb値で補正後），
Mg 2.5mg/dL，無機リン 3.5mg/dL，亜鉛 78μg/dL，空腹時血糖 87mg/dL，
HbA1c 5.0%，NT-proBNP 105pg/mL，fT₄ 1.61ng/dL，TSH 1.83μU/mL，便Hb（−）

【画像所見】
胸部X線画像では，心陰影の拡大はなし。両肺野に複数の結節影（図1）。CTでも両肺野に複数の腫瘤影。最大直径17mm（図2）。CT，MRIで，脳転移を疑う低吸収域（low density area：LDA）はなし。X線，CT画像で，骨転移を疑う骨破壊像はなし。

【心電図】心房細動

【食事摂取量】
食事は1日3食，心臓食（食塩6g/日）で，1,200kcal/日が提供されているが，食事摂取不良（400〜800kcal/日程度）が持続。食事を提供しても，手をつけようとせず，摂取を勧めても「食欲がない」と数口しか摂取しない。嘔気・嘔吐，心窩部痛などの訴えはなし。

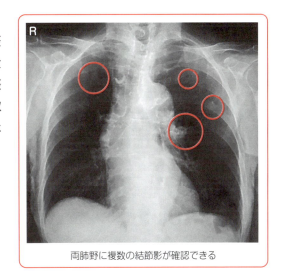

両肺野に複数の結節影が確認できる

図1　X線画像

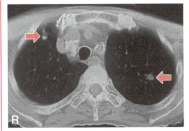 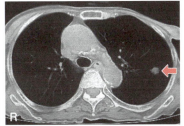 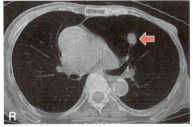

両肺野に複数の腫瘤影を認める

図2　CT画像

143

【栄養アセスメント・診断結果】
- 主観的包括的評価（SGA）：高度の低栄養
- MNA-SF[3]　　　　　：3点（低栄養）
- GLIM（図3）[4)-6)]　：重度の低栄養
　　　　　　　　　　　（低BMI，重度の骨格筋量減少）

【処方内容】
- アルファカルシドール錠0.5μg　　　1回1錠　1日1回　朝食後
- フロセミド錠10mg　　　　　　　　1回1錠　1日1回　朝食後
- 酸化マグネシウム錠330mg　　　　　1回1錠　1日3回　毎食後

表現型	病因
意図しない体重減少 ☑ 6カ月以内に5%以上の体重減少 ☐ 6カ月以上で10%以上の体重減少 低BMI（アジア人） ☐ 18.5未満（70歳未満） ☑ 20未満（70歳以上） 筋肉量減少 ☑ BIAによるSMIで男性7.0kg/m²未満 　　　　　　　女性5.7kg/m²未満	食事摂取量減少/消化吸収能低下 ☑ エネルギー必要量の50%以下が1週間以上 ☑ 食事摂取量の低下が2週間以上 ☐ 消化吸収障害，慢性的な消化器症状 疾患による炎症 ☐ 急性疾患/外傷などによる侵襲 ☑ 慢性疾患
☑ 上記の一つ以上が該当	☑ 上記の一つ以上が該当

かつ
↓
☑ 低栄養状態
↓
重症度の確認

	体重減少	低BMI	筋肉量減少
中等症	☑ 過去6カ月以内で5〜10% ☐ 過去6カ月以上で10〜20%	—	☐ 軽度〜中等度の減少
重症	☐ 過去6カ月以内で10%以上 ☐ 過去6カ月以上で20%以上	☐ 18.5未満（70歳未満） ☑ 20未満（70歳以上）	☑ 重度の減少

↓
☑ 重度の低栄養

図3　GLIMによる低栄養診断の結果

> 今回，SMIの測定はできていませんが，「ふくらはぎ周囲長」を測定したところ，25.9cmとカットオフ値を下回っているため「筋肉量減少」の項目に該当することとなりました

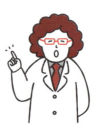

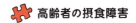

問題点をみつけるヒント

さて，この症例は，なぜ食事摂取量が減少しているのでしょうか？

▶ 推定骨格筋量（eSMI）で状態を確認

体重が減少し，サルコペニアも進行しているようです。BIAによるSMIが測定できなかったため，肝硬変の回（114ページ）でご紹介したシスタチンCの値を用いる方法[7), 8)]で推定してみましょう。シスタチンCは1.45mg/dL，eGFRcysは39.1mL/min/1.73m^{2}で，下記の推定式で計算すると，eSMI 4.4kg/m^2（女性のカットオフ値 5.7kg/m^{2}未満）でした。どうやら，骨格筋量も減少しているようです。

○ SMIの推定式

$$eSMI（女性）= 3.6 × eGFR比 + 2.6$$
$$= 3.6 × (39.1 ÷ 77.0) + 2.6$$
$$= 4.4 kg/m^2$$

＊ eGFR比 = eGFRcys/eGFR

この状況に担当の管理栄養士さんはとても困っているようです。医療チームの一員として，見て見ぬふりはできませんよね。こうした問題は，多職種で知恵を出しあって解決していくことが大切です。ぜひ多職種チームの一員となったつもりで，パズルにチャレンジしてください。

▶ 身体・検査所見からわかること

身体所見，検査所見をみてみましょう。炎症所見はなく，貧血，肝機能障害，電解質異常，耐糖能異常もないようです。甲状腺機能も正常範囲内です。便ヘモグロビンは陰性で，出血を伴う胃潰瘍などはないようです。嘔気・嘔吐，心窩部痛などの訴えはないとのことなので，消化管疾患が原因で食事を食べてくれないわけではないようです。心房細動，うっ血性心不全の既往がありますが，頻脈はなく，NT-proBNPは低値です。

▶ 認知機能・嚥下機能の状態は…

この症例は，アルツハイマー型認知症と診断されています。MMSE-J（Mini-Mental State Examination日本版）[9)]の点数は30点満点中15点で，中等度の認知機能の低下が認められました（図4）。

嚥下機能には問題なく，口腔ケアも行っており，口腔内の衛生も維持できているようです。

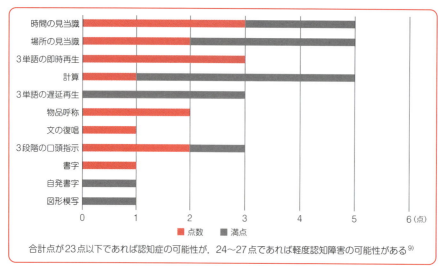

図4 症例のMMSE-Jの結果

症例の問題点

- 高齢者
- 乳がん術後，多発性肺転移
- アルツハイマー型認知症
- 心房細動，うっ血性心不全
- 食事摂取量減少
- 体重減少，低BMI
- サルコペニア
- ADL低下

高齢者の摂食障害

栄養療法のパズルクイズ

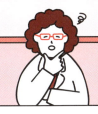

　それでは，先ほど挙げた今回の症例における栄養療法で考慮すべき問題点をピースに喩え，パズルを完成させましょう。周囲8ピースに本症例での問題点をはめ込みました。

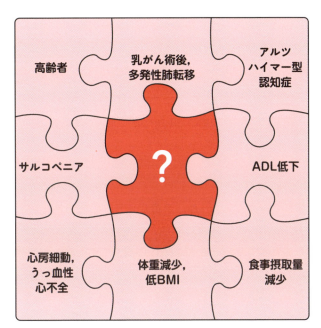
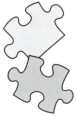

Q この8ピースの問題点に対応し，高齢者の摂食障害に対応するための一手を考えたとき，?に当てはまるピースはなんでしょう？最もよいと思われるピースを，下の4つから選んでください。

Ⓐ がんによる体重減少のため，がん治療を優先する
Ⓑ うっ血性心不全による症状のため，利尿薬を増量する
Ⓒ 塩分制限をいったん中止し，味付けのしっかりしたものを提供する
Ⓓ 末梢静脈からアミノ酸・糖・電解質・ビタミンB₁液を1,000mL/日輸液

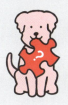

147

Dr. 吉田の選んだピースはこれ！

C 塩分制限をいったん中止し，味付けのしっかりしたものを提供する

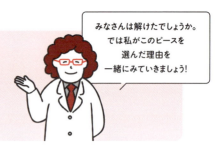

みなさんは解けたでしょうか。では私がこのピースを選んだ理由を一緒にみていきましょう！

 パズルの解き方

食事摂取量減少の原因を探索する

(1) 薬剤による影響

　この症例において，薬剤は食事摂取量減少の原因にはなっていないでしょうか？薬剤の有害反応，相互作用を確認するためには，Naranjo adverse drug reaction probability scale（**表1**）[10]や，drug interaction probability scale（DIPS）（**表2**）[11]などを使います。

▶ **今回の内服薬では…**

　今回の内服薬は，アルファカルシドール，フロセミド，酸化マグネシウムの3剤でした。

　このうちアルファカルシドールの添付文書では，内服により食欲が低下する場合もあるという記載があります。これは**表1**の「1．これまでに同様の有害反応の報告があるか？」の項目に該当します。しかし，家族に聞いてみると，アルファカルシドールの内服はかなり以前より継続しているということで，今回の食事摂取量減少とは時間経過が一致しないようです。そのほかの項目を確認してみても，どの薬剤も関連性は疑わしいと判定されました。今回の症例では，服用している薬剤の種類は少なく，明らかに食欲低下や食事摂取量減少の原因となるものはないようです。どうしても気になるようでしたら，アルファカルシドールを中止して，経過をみてもいいかもしれません。しかし，椎体骨折を伴う骨粗鬆症やサルコペニアのことを考慮すると，継続したい薬剤であることは確かです。

(2) 肺への多発性転移による影響

　この症例は，乳がんの術後に肺への多発性転移が出現しました。肺への転移は，食事摂取量減少の原因となるのでしょうか？

　肺に原発する肺がん，特に扁平上皮がんは，肺門部に近い気管支に発生することが多く，血痰や閉塞性肺炎を発症し，発熱，咳などの症状を伴います。しかし，肺転移の場合，肺の末梢領域に発生することが多く，その場合，ほとんどが無症状

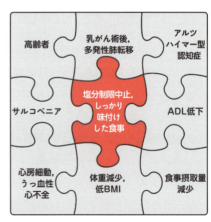

148

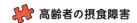

表1 Naranjo adverse drug reaction probability scale

項 目	はい	いいえ	不明/未件
1. これまでに同様の有害反応の報告があるか？	1	0	0
2. 反応は薬剤の開始後に発症したか？	2	−1	0
3. 反応は薬剤の中止後または拮抗薬投与後に改善したか？	1	0	0
4. 反応は薬剤の再開後に再発したか？	2	−1	0
5. 薬剤以外に原因が考えられるか？	−1	2	0
6. プラセボでも発症するか？	−1	1	0
7. 血中濃度の異常な上昇があったか？	1	0	0
8. 用量依存性があったか？	1	0	0
9. 以前にも同様の薬剤で有害反応を発症したか？	1	0	0
10. 上記以外に有害反応の客観的根拠はあるか？	1	0	0

9点以上：高い関連性，5〜8点：関連性あり，
1〜4点：関連性がある可能性，0点以下：関連性は疑わしい

〔Naranjo CA, et al：Clin Pharmacol Ther, 30：239-245, 1981より〕

表2 drug interaction probability scale（DIPS）

項 目	はい	いいえ	不明/未件
1. ヒトで有害反応の信頼できる報告があるか？	1	−1	0
2. 併用した薬剤は有害反応に影響を与えるか？	1	−1	0
3. 有害反応は，薬剤の特徴と矛盾しないか？	1	−1	0
4. 時間経過が一致しているか？	1	−1	0
5. 併用薬剤の投与中止により，反応が軽減したか？	1	−2	0
6. 併用薬剤の投与再開により，反応が再発したか？	2	−1	0
7. 薬剤以外に原因が考えられるか？	−1	1	0
8. 血中濃度などの上昇があったか？	1	0	0
9. 血中濃度以外の客観的根拠はあるか？	1	0	0
10. 用量依存性があったか？	1	−1	0

9点以上：高い関連性，5〜8点：関連性あり，
2〜4点：関連性がある可能性，1点以下：関連性は疑わしい

〔Horn JR, et al：Ann Pharmacother, 41：674-680, 2007より〕

のまま経過します。この症例でも，発熱，炎症などは認められませんでした。今後1年〜数年程度経過して，一部の腫瘤が増大，胸膜付近に達し，胸水が貯留するようなことがあれば，全身性の炎症やカヘキシア（悪液質）の原因となる可能性はありますが，現時点では食事摂取を含め，体調にはほとんど影響を及ぼしていない可能性が高いと考えられます。したがって，❹がんによる体重減少のため，がん治療を最優先する　は誤りです。この症例では，高齢で併存疾患があることを理由に，ホルモン療法も希望しないということになりました。

(3) 心房細動, うっ血性心不全による影響

　心房細動やうっ血性心不全は食事摂取量減少の原因となるのでしょうか？　この症例では，頻脈はなく，NT-proBNPは低値で，酸素飽和度の低下もありません。したがって，心房細動やうっ血性心不全も，食事摂取量減少の原因ではなさそうです。食事と同時に，水分の摂取量も減少していると考えられるので，❸のように利尿薬を増量してしまうと，むしろ脱水や低ナトリウム血症，低カリウム血症を発症するおそれがあります。❸うっ血性心不全による症状のため，利尿薬を増量する　も誤りです。

(4) アルツハイマー型認知症による影響

　この症例では，検査データなどから食事摂取量の減少につながるものが見当たりません。実は，これが大きな問題点なんです。嚥下機能も含め身体機能には大きな異常がないにもかかわらず，食事摂取量が低下しているとすると，これはやはりアルツハイマー型認知症による摂食障害の可能性が高いと考えられます。

　❹末梢静脈からアミノ酸・糖・電解質・ビタミンB$_1$液を1,000mL/日輸液　の選択肢は，必ずしも誤りではないのかもしれません。しかし，食事摂取量減少の原因がアルツハイマー型認知症による摂食障害であるとすると，これでは根本的な解決にはなりません。そして輸液を継続したままでは，退院後の療養先も決められません。輸液を長期間継続することにより，浮腫や心不全の増悪などにつながる可能性もあるため，あまり推奨できません。

認知症の摂食障害と予後

　認知症というと，記憶障害や不穏，徘徊，問題行動などの症状がまず思い浮かぶかもしれませんが，食事摂取に関する問題を抱える症例は少なくありません。これについて，いつも紹介している米国のデータがあります。認知症高齢者を18カ月ほど経過観察するうち，85.8%に摂食障害が認められ（図5ａ），摂食障害が認められた群は，生存率が著しく低下しました（図5ｂ）[12]。認知症高齢者にとって，食事摂取が生命に関わる大きな問題だということが改めて強く感じられます。

　認知症の原因疾患には，アルツハイマー型認知症，血管性認知症，レビー小体型認知症などが知られています。いずれの原因疾患であっても，現時点で根治的な治療は困難で，やがて病態が進行し，死へとつながると考えられています。認知症患者が食べられなくなったら，その患者が人生のどのステージにいるのか，本人，家族はどのようなことを希望しているのかを確認し，主治医や他職種と情報を共有してケアを提供することが大切です（図6）[13]。人生の最後の時期に差し掛かっている患者に対し「何とかして食べてもらおう」，「家族の介助でこのくらいの量は食べさせてもらおう」と無理な目標を立ててしまうと，本人や家族の負担が大きくなります。このような場合には，苦痛なく，継続可能な食事内容を提案することが大切です。この症例では，少なくとも数カ月〜数年は現在のような状態で生活を続けられることが見込まれるため，栄養状態の低下をできるだけ防ぐことを目的としたサポートを検討したいと思います。

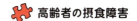高齢者の摂食障害

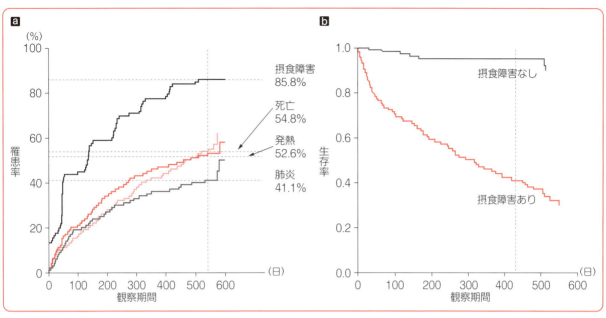

図5 認知症高齢者における有害事象の罹患率（**a**）と摂食障害と生存率の関連（**b**）

〔Mitchell SL, et al：N Engl J Med, 41：674-680, 2007より〕

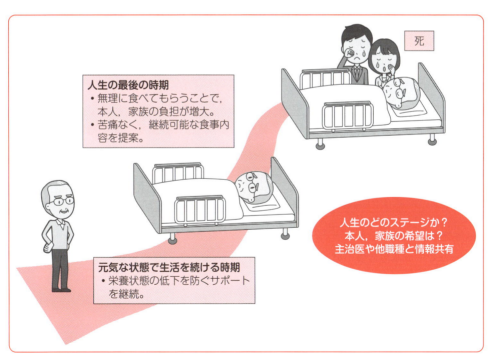

図6 認知症患者の病期と栄養管理の関わり方

〔吉田貞夫：Nutrition Care春季増刊, 216：169, 2024より〕

認知症の摂食障害への原因別アプローチ

認知症の摂食障害に対応するためには，その症例が食事を摂取できない原因をつきとめることが大切です。患者一人ひとり，食事を摂取できない原因は異なります。ちゅうざん病院で筆者が行っている認知症の摂食障害への原因別アプローチ(図7)[13]-[15]をご紹介します。

(1)不穏，集中力低下，昼夜逆転によるケース

食欲や食べる意欲があるのに，食事摂取量が増加しない場合，まずは，不穏や集中力低下が原因ではないか確認します。また，昼夜逆転し，夜間に覚醒して食べる方もいます。こうした症例では，短時間で食べられるスナックフードや間食(おやつ)，夜間でも準備しておけるゼリーなどの経口補助食品(oral nutritional supplement：ONS)を追加し，食事摂取量の変化を確認します。

(2)幻覚・妄想によるケース

食事を拒否している場合は，本人の嫌がる食材を避け，嗜好にあうものを試してみます。ゴマやふりかけ，模様のついた食器などを使用した際に，食事に虫がたかっているという幻覚を引き起こし，食べなくなる方もいます。緑色の野菜などで虫の幻覚が生じることもあるようです。また，食事に粉末たんぱく質などを添加しているところを見て，食事に毒が入っているという妄想が生じ，食べなくなる方もいます。豆やコーンなど粒状のものは，薬や小石などの異物と勘違いしてしまうのか，吐き出してしまう方もしばしばみかけます。落ち着いた気持ちで食事ができる環境を調整することも重要です。

(3)嚥下機能と提供されている食形態の不一致によるケース

食欲や食べる意欲があるのに，食事を口腔内に溜め込んでしまう，咽頭残留がある(喉元でゴロゴロした音が聞こえる)，むせている，ときおり発熱がみられる，膿性痰や痰の増加がみられるなどの場合は，その症例の嚥下機能と提供されている食形態があっていないことが考えられます。トロミをつける，ペースト状にするなど，食事内容の調整が必要です。

(4)味覚障害によるケース

食欲がなく，食事摂取量が増えない，摂取量にムラがある，体重が減少している，低体重が改善しないという場合に検討していただきたいのが，味覚障害です。認知症患者では，対照群に比較して，味覚の閾値が上昇しているという報告があります。特に「うまみ」を感じにくくなっているとのことです。この報告で，うまみを感じにくかったのは，アルツハイマー型認知症群では29人中20人(69.0%)，軽度認知障害群では43人中19人(44.2%)，対照群では14人中3人(21.4%)でした[16]。認知症患者では味覚のほか，嗅覚も低下している可能性があります。

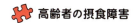

高齢者の摂食障害

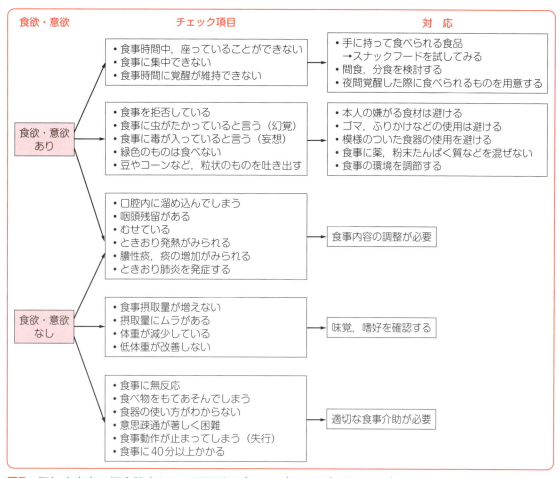

図7 認知症患者の摂食障害とその原因別アプローチ（ちゅうざん病院方式）
〔吉田貞夫：Nutrition Care 春季増刊, 216：167-170, 2024／吉田貞夫・編：認知症の人の摂食障害 最短トラブルシューティング 食べられる環境，食べられる食事がわかる．医歯薬出版，2014／吉田貞夫：リハビリテーション栄養, 4：47-53, 2020を参考に作成〕

▶ **今回の症例では…**

今回の患者さんへ聞いてみると，「味が薄くて，美味しくない」とのことでした。こういった場合には❶のように試しにしっかりと味付けされた食べ物を食べてもらい，食事摂取量が変化するかどうか観察してみるのも一つの方法です。甘いお菓子や塩分多めの麺類のほか，ここでもONSが有効に活用できるかもしれません。

▶ **亜鉛欠乏との関連**

味覚障害というと亜鉛欠乏[17]にも配慮する必要があります。上記の報告[16]では，血清亜鉛の低下と味覚の閾値上昇に一部関連が認められたとのことですが，今回の症例では，血清亜鉛は78μg/dLで，正常範囲内でした。認知症患者の味覚，嗅覚障害は，中枢性である可能性が高いのではないでしょうか。

(5)認知機能の低下によるケース

食欲，意欲がなく，食事を提供しても無反応であったり，食べ物をもてあそんでしまう，食器の使い方がわからない，意思疎通が著しく困難，食事動作が止まってしまう（失行），食事に40分以上かかるという症例は，認知症が進行し，認知機能が低下していることが原因と考えられます。このような症例では，適切な食事介助を行っていくことが必要です。介助者は，患者の脇に座り，声をかけながら，一口ずつテンポよく食事を口に運びます。誤嚥性肺炎や窒息を防ぐため，一口ずつしっかり嚥下できていることを確認します。

アルツハイマー型認知症の症例に中鎖脂肪酸をおすすめする3つの理由

(1)エネルギー代謝の改善

アルツハイマー型認知症では，脳の海馬などの領域での血流量や酸素消費量が低下し，ブドウ糖によるエネルギー代謝が低下していることが知られています。この状態では，ブドウ糖に代わってケトン体がエネルギー源として利用されます。ココナッツオイルなどに多く含まれる中鎖脂肪酸は，体内で効率よくケトン体へと変換され，アルツハイマー型認知症の症状を緩和したり，進行を緩徐にする可能性があると考えられています[18]。中鎖脂肪酸を摂取することにより，アルツハイマー病関連領域のエネルギー代謝が改善したという報告があります[19]。

(2)グレリンの活性化

中鎖脂肪酸の一つであるカプリル酸（オクタン酸）は，消化管ホルモンのグレリンに結合し，活性化する作用があります。グレリンには，成長ホルモンの分泌促進作用，食欲増進作用，心血管系の保護作用，エネルギー代謝調節作用などのほか，除脂肪体重，握力などを改善させる作用があることが知られています。

(3)効率のよいエネルギー分解

中鎖脂肪酸は，小腸の血管から吸収され，門脈を経て直接肝臓に到達し，速やかに代謝されるため体内でエネルギー源として利用されやすく，食事摂取量が低下した症例のエネルギー補充にも有用です。単品でも市販されているほか，市販されているさまざまな経腸栄養剤やONSにも中鎖脂肪酸トリグリセリド（medium chain triglyceride：MCT）が配合されています。認知症の患者さんの食事摂取量が減少した際には，一度試してみていただきたいと思います。

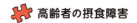

わが国はすでに超高齢社会に突入しています。高齢者の人口が増加するとともに，認知症患者数も増加し，現在，認知症，軽度認知障害に該当する方は1,000万人を超えると推定されています。そのなかで，食事に関する問題を抱えている方も数百万人規模で存在するのではないでしょうか。こうした問題に対して，これからも多職種で立ち向かっていきたいですね。

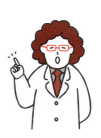

文献

1) Barazzoni R, et al：Guidance for assessment of the muscle mass phenotypic criterion for the Global Leadership Initiative on Malnutrition（GLIM）diagnosis of malnutrition. Clin Nutr, 41：1425-1433, 2022
2) Compher C, et al：Guidance for assessment of the muscle mass phenotypic criterion for the Global Leadership Initiative on Malnutrition diagnosis of malnutrition. JPEN J Parenter Enteral Nutr, 46：1232-1242, 2022
3) 吉田貞夫・編著：高齢者を低栄養にしない20のアプローチ MNAで早期発見 事例でわかる基本と疾患別の対応ポイント．メディカ出版，2017
4) Cederholm T, et al：GLIM criteria for the diagnosis of malnutrition? a consensus report from the global clinical nutrition community. Clin Nutr, 38：1-9, 2019
5) 吉田貞夫：国際標準の低栄養診断「GLIM（グリム）基準」とは？ ナースマガジン，39：14, 2022
6) 吉田貞夫：実際にGLIM基準の診断をやってみよう！ ナースマガジン，40：26, 2022
7) Yoshida S, et al：Assessment of sarcopenia and malnutrition using estimated GFR ratio（eGFRcys/eGFR）in hospitalised adult patients. Clin Nutr ESPEN, 48：456-463, 2022
8) 吉田貞夫：クレアチニン，シスタチンCによる腎機能評価の特性を応用した骨格筋量評価の試み．臨床栄養，142：484-487, 2023
9) 杉下守弘，他：MMSE-J（精神状態短時間検査-日本版）原法の妥当性と信頼性．認知神経科学，20：91-110, 2018
10) Naranjo CA, et al：A method for estimating the probability of adverse drug reactions. Clin Pharmacol Ther, 30：239-245, 1981
11) Horn JR, et al：Proposal for a new tool to evaluate drug interaction cases. Ann Pharmacother, 41：674-680, 2007
12) Mitchell SL, et al：The clinical course of advanced dementia. N Engl J Med, 361：1529-1538, 2009
13) 吉田貞夫：認知症における食事の工夫 Q50 認知症で食べられなくなる原因は何？食べられなくなったらどうすればいいの？ Nutrition Care春季増刊，216：167-170, 2024
14) 吉田貞夫・編：認知症の人の摂食障害 最短トラブルシューティング 食べられる環境，食べられる食事がわかる．医歯薬出版，2014
15) 吉田貞夫：認知症の原因疾患とその特徴．リハビリテーション栄養における対応のポイント．リハビリテーション栄養，4：47-53, 2020
16) Kouzuki M, et al：Detection and recognition thresholds for five basic tastes in patients with mild cognitive impairment and Alzheimer's disease dementia. BMC Neurol, 20：110, 2020
17) 日本臨床栄養学会・編：亜鉛欠乏症の診療指針2018．日本臨床栄養学会雑誌，40：120-167, 2018
18) Augustin K, et al：Mechanisms of action for the medium-chain triglyceride ketogenic diet in neurological and metabolic disorders. Lancet Neurol, 17：84-93, 2018
19) Croteau E, et al：Ketogenic Medium Chain Triglycerides Increase Brain Energy Metabolism in Alzheimer's Disease. J Alzheimers Dis, 64：551-561, 2018

第3章 パズルで紐解く病態別栄養療法

10 肺炎に適切に対応するために必要なピースはどれ？

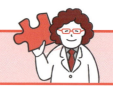

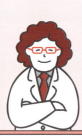

肺炎は，2016年まで日本人の主な死因の第3位[1]でした。しかし，2017年の統計から肺炎と誤嚥性肺炎を分けて集計されるようになり，2022年の統計上の主な死因をみると，肺炎が第5位（4.7%），誤嚥性肺炎が第6位（3.6%）**（図1）**[2]となりました。この順位の変動は，肺炎や誤嚥性肺炎による死亡が減少したということでは決してありません。肺炎と誤嚥性肺炎をあわせると死因の8.3%を占めていますし[2]，誤嚥性肺炎の年次別の死亡数はむしろ増加しています**（図2）**[3]。

誤嚥性肺炎は，加齢や脳血管障害，アルツハイマー型認知症やパーキンソン病といった神経疾患の影響により，嚥下機能が低下することで発症します。誤嚥性肺炎を含む肺炎を発症すると，食事が摂れなくなり，やがて死へとつながることもあります。

今回は，肺炎の症例に適切に対応するためのポイントについて考えてみましょう。

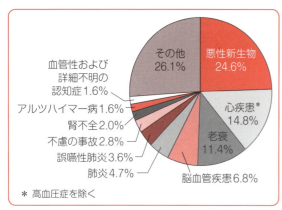

図1 日本人の主な死因とその割合
〔厚生労働省：令和4年（2022）人口動態統計月報年計（概数）の概況より〕

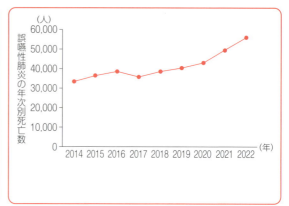

図2 誤嚥性肺炎の年次別死亡数の推移
〔e-Stat 政府統計の総合窓口：統計表・グラフ表示 死因（死因簡単分類）別にみた性・年次別死亡数及び死亡率（人口10万対）より〕

肺炎

症例

93歳，女性
【診断】急性胆嚢炎
【既往歴】
2型糖尿病，うっ血性心不全，脳梗塞
【現病歴】
嘔吐，38℃台の発熱を主訴に受診。胆嚢の腫大(図3)が認められ，急性胆嚢炎と診断された。家族は高齢を理由に，胆嚢摘出術は希望し

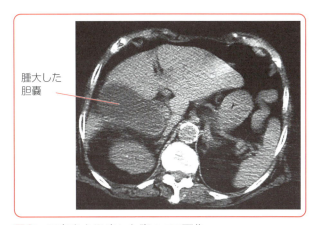

図3　胆嚢炎を発症した際のCT画像

ないとのことで，経皮経肝胆嚢ドレナージ術(percutaneous transhepatic cholangio drainage：PTCD)が施行され，40日後にドレナージチューブを抜去した。経過中にせん妄状態となり，クエチアピンを追加した。全身状態は改善したが，食事摂取量が入院時から継続して減少しており，経口摂取訓練を継続している。数日前から37～38℃の発熱が持続している。
【身体所見】(↑：基準値に比較し上昇，↓：基準値に比較し低下)
身長 146.0cm，体重 50.4kg，BMI 23.6kg/m^2，平常時体重 59.5kg，体重減少率 15.3%(約1カ月間で)，体温 37.6℃，血圧 116/66mmHg，脈拍 70回/分，動脈血酸素飽和度(パルスオキシメータ)95%，貧血 なし，皮膚乾燥 軽度，黄疸 なし，心雑音 なし，呼吸音 低調性雑音，腹部 やや陥凹，圧痛 なし，筋性防御 なし，下腿浮腫 軽度
生体電気インピーダンス法(BIA)による四肢骨格筋指数(SMI)4.0kg/m^2↓(女性のカットオフ値5.7kg/m^2)，ふくらはぎ周囲長 28.5cm↓(女性のカットオフ値 32cm未満[4), 5)])，握力(右)14.0kg↓，(左)12.9kg↓
【検査所見】(↑：基準値に比較し上昇，↓：基準値に比較し低下)
白血球数 5,900/mm^3，総リンパ球数 1,620/mm^3，血小板数 22.6万/mm^3
Hb 13.8g/dL，CRP 0.14mg/dL，Alb 2.8g/dL↓，AST 27U/L，ALT 17U/L，ALP 99U/L，BUN 12.1mg/dL，Cre 0.49mg/dL，eGFR 85.5mL/min/1.73m^2，シスタチンC 1.66mg/dL↑，eGFRcys 31.9mL/min/1.73m^2↓，Na 145mEq/L，K 3.6mEq/L，Cl 99mEq/L，Ca 9.6mg/dL（Alb値で補正後），Mg 2.0mg/dL，無機リン 3.0mg/dL，亜鉛 112μg/dL，空腹時血糖 76mg/dL，HbA1c 5.6%，NT-proBNP 798pg/mL↑，FT$_4$ 1.52ng/dL，TSH 2.13μU/mL，便Hb（－）
【心電図】正常範囲内
【痰の一般細菌検査】
メチシリン耐性ブドウ球菌(methicillin-resistant *Staphylococcus aureus*：MRSA)を検出

【画像所見】

胸部X線画像(図4**a**)では，心陰影は拡大。大動脈に石灰化像。右横隔膜は挙上。CT画像(図4**c**, **d**)で，両肺背側に浸潤影。右胸水。右下肺にはエアブロンコグラム(虚脱した肺内部の気管支が黒く浮き出て見える現象)を認め，無気肺と診断された(図4**b**)。頭部CT画像では，両側の視床や被殻などに多数の低吸収域(low density area：LDA)を認め，多発性脳梗塞(ラクナ梗塞)と考えられた(図5**a**, **b**)。胸腹部CT画像で，食道裂孔ヘルニア(図5**c**, **d**)が認められた。

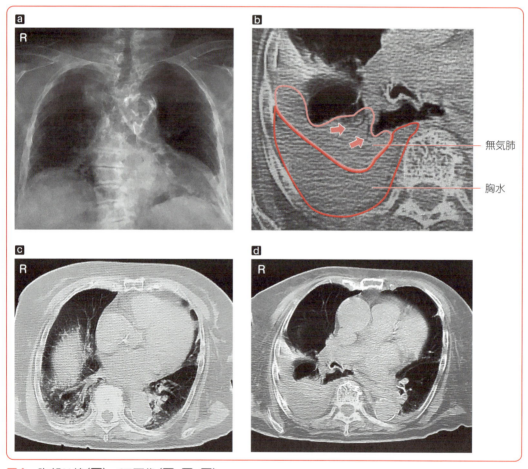

図4 胸部X線(**a**)，CT画像(**b**, **c**, **d**)

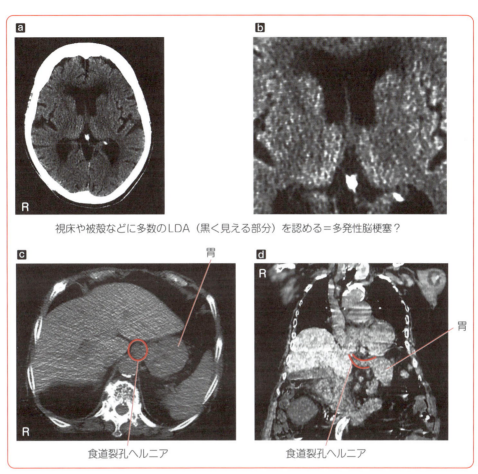

図5 頭部(a, b)，胸腹部のCT画像(c, d)

【栄養アセスメント・診断結果】

- 主観的包括的評価（SGA）：高度の低栄養
- MNA-SF[6] ：1点
- GLIM（図6）[7)-9)] ：重度の低栄養

（重度の体重減少，重度の骨格筋量減少）

【処方内容】

- アルファカルシドール錠0.5μg 　　1回1錠　1日1回　朝食後
- フロセミド錠20mg 　　1回1錠　1日2回　朝昼食後
- クエチアピン錠25mg 　　1回1錠　1日2回　朝夕食後
- ウルソデオキシコール酸錠100mg 　　1回1錠　1日3回　毎食後

上記に加え，誤嚥性肺炎の診断で，アンピシリン・スルバクタム（ABPC/SBT）1.5g 1日3回の投与が開始された。

表現型	病　因
意図しない体重減少 ☑ 6カ月以内に5%以上の体重減少 ☑ 6カ月以上で10%以上の体重減少 **低BMI（アジア人）** ☐ 18.5未満（70歳未満） ☐ 20未満（70歳以上） **筋肉量減少** ☑ BIAによるSMIで男性7.0kg/m²未満 　　女性5.7kg/m²未満	**食事摂取量減少/消化吸収能低下** ☑ エネルギー必要量の50%以下が1週間以上 ☑ 食事摂取量の低下が2週間以上 ☐ 消化吸収障害，慢性的な消化器症状 **疾患による炎症** ☐ 急性疾患/外傷などによる侵襲 ☐ 慢性疾患
☑ 上記の一つ以上が該当　　かつ	☑ 上記の一つ以上が該当

☑ 低栄養状態

重症度の確認

	体重減少	低BMI	筋肉量減少
中等症	☐ 過去6カ月以内で5〜10% ☐ 過去6カ月以上で10〜20%	—	☐ 軽度〜中等度の減少
重症	☑ 過去6カ月以内で10%以上 ☐ 過去6カ月以上で20%以上	☐ 18.5未満（70歳未満） ☐ 20未満（70歳以上）	☑ 重度の減少

☑ 重度の低栄養

図6　GLIMによる低栄養診断の結果

肺炎

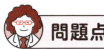 問題点をみつけるヒント

▶ eGFRとeGFRcysの差が大きい＝サルコペニアが進行している？

さて，本題に入る前に少し余談です．この症例，クレアチニンで計算した腎機能（eGFR）は85.5mL/min/1.73m^{2}と正常範囲内ですが，シスタチンCで計算した腎機能（eGFRcys）は31.9mL/min/1.73m^{2}と腎機能の低下が認められます．このように，eGFRとeGFRcysの結果が大きく異なる場合，サルコペニアが進行していることが考えられます．eGFR比（eGFRcys/eGFR）を用いる方法[10), 11)]で推定してみましょう．

〇 SMIの推定式

$$\begin{aligned} \text{eSMI（女性）} &= 3.6 \times \text{eGFR比} + 2.6 \\ &= 3.6 \times (31.9 \div 85.5) + 2.6 \\ &= 3.9 \end{aligned}$$

推定式で計算してみると，3.9kg/m^2（女性のカットオフ値5.7kg/m^{2}未満）という結果でした．BIAで実際に測定したSMIは4.0kg/m^{2}でしたので，eGFR比を用いた推定式，かなりの精度で骨格筋量を推定できていますね．

▶ BMIにも体重減少量にも目を向けよう

BMIは23.6kg/m^{2}で，これ自体は正常範囲内ですが，ここ1カ月で9.1kgも体重が減少した（体重減少率15.3％）というのは問題ですね．体型的に痩せていなくても，もともと少しポッチャリ気味の方が，無理に痩せようとしたわけではないのに，普通体型になってしまったという場合，低栄養を見逃さないように注意してください．この症例は，体重とともに，大切な骨格筋量まで減少してしまいました．

▶ 肺の背側の所見＝誤嚥の可能性？

この症例の最大の所見は，両肺背側に浸潤影があり，右肺は一部虚脱して，無気肺となり，炎症によると思われる胸水が貯留している点です．これは誤嚥性肺炎の高齢者に典型的に認められる所見です．特に「背中側」という点が重要です．この症例のように，肺の背側に所見を認めたら，誤嚥の可能性を念頭におくようにしましょう．

▶ 微熱が持続する理由は…？

そのほかの検査所見をみてみましょう．微熱が持続しているのに，炎症所見はおもいのほか軽度です．軽度の心負荷がある以外，目立った所見がありません．これも誤嚥性肺炎の高齢者にしばしばみられる現象です．こうした高齢者では，炎症があっても白血球数やCRPなどが上昇しないことも少なくありません．

主治医は，ABPC/SBTの投与を開始したにもかかわらず微熱が持続していて，どうしたものかと悩んでいるようです．主治医の相談にのるつもりで，対応を一緒に考えてみてください．

▶ 画像所見から推測できることは…？
　この症例は，頭部CT画像でLDAを認め，過去に軽い脳梗塞を何度か発症した可能性があり，これが嚥下機能の低下に関連していた可能性があります．そのほか，嚥下機能に影響を与えたものはあるのでしょうか？　また，腹部CT画像で食道裂孔ヘルニアを認めますが，これは肺炎の発症に何らかの影響があるのでしょうか？　その点については，のちほど解説します．

症例の問題点
- 高齢者
- せん妄
- 低栄養
- 脳梗塞後遺症
- 嚥下機能低下
- サルコペニア
- 微熱持続
- 誤嚥性肺炎

◆ 頸部聴診をしてみましょう

○ 頸部聴診でわかること
嚥下時に頸部に聴診器を当て，咽頭・喉頭付近で発生する嚥下音や呼吸音，呼吸雑音を聴取することにより，①食物を嚥下できているか，②誤嚥はないか，③咽頭残留はないか，④誤嚥した場合に咳嗽により排出ができるかなどを確認します．

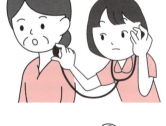

○ 誤嚥の可能性がある場合
・泡立ち音（ボコボコ，ブジュブジュ）
・むせに伴う喀出音
・湿性音
・嗽音

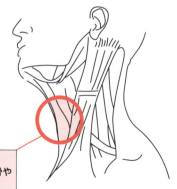

胸鎖乳突筋の内側，甲状軟骨の下に輪状軟骨や気管を触れ，その外側

🧩 肺炎

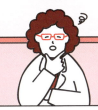

栄養療法のパズルクイズ

　それでは，先ほど挙げた今回の症例における栄養療法の考慮すべき問題点をピースに喩え，パズルを完成させましょう．周囲8ピースに本症例での問題点をはめ込みました．

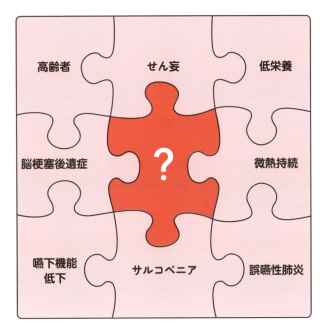
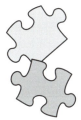

Q この8ピースの問題点に対応し，肺炎の症例に対応するための一手を考えたとき，🧩に当てはまるピースはなんでしょう？
最もよいと思われるピースを，下の4つから選んでください．

Ⓐ 食事を中止し，輸液
Ⓑ クエチアピンを中止
Ⓒ MRSA感染に対してバンコマイシン（VCM）を追加
Ⓓ イミペネム・シラスタチン（IPM/CS），メロペネム（MEPM）などのカルバペネム系抗菌薬に変更

Dr.吉田の選んだピースはこれ！

B　クエチアピンを中止

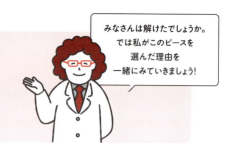

みなさんは解けたでしょうか。では私がこのピースを選んだ理由を一緒にみていきましょう！

 パズルの解き方

誤嚥性肺炎に対する抗菌薬投与

(1) 誤嚥性肺炎の原因菌は一般細菌検査では検出されない

　肺炎のような感染症に対して抗菌薬を使用する場合，原因菌を同定し，その菌に効果のある薬剤を選択することが基本です。この症例の場合，痰の一般細菌検査においてMRSAのみが検出されたものの，CTなどの画像では，MRSAによる感染症というよりは，むしろ，誤嚥性肺炎が示唆されました。痰や異物を喀出する機能が低下し，口腔内の細菌が肺や気管支に流入し感染を引き起こした，もしくは痰が気道を閉塞し，無気肺を引き起こしたのではないかと考えられます。誤嚥性肺炎の原因となるのは，主に口腔内などに常在する嫌気性菌です。嫌気性菌は，通常の一般細菌検査では検出されません。

▶ 今回の症例では…

　今回の症例でも，感染症の原因菌は検出されず，たまたま保菌していたMRSAが検出されたというわけです。したがって，**❻ MRSA感染に対してVCMを追加**　は誤りです。このように，一般細菌検査の結果と画像診断を組み合わせて原因を検討することが，適切な治療への近道となります。図7にさまざまな肺炎に特徴的な画像を示しましたので参考にしてみてください。今回は，幸い軽症で，痰から緑膿菌や基質特異性拡張型βラクタマーゼ(extended spectrum β-lactamase：ESBL)産生グラム陰性菌なども検出されませんでした。したがって，**❶ IPM/CS，MEPMなどのカルバペネム系抗菌薬に変更する**　は現時点では考えなくてよさそうです。

(2) 推奨される抗菌薬

　JAID/JSC感染症治療ガイド2023によれば，入院患者の誤嚥性肺炎における治療の第一選択はABPC/SBT，第二選択はクリンダマイシン(CLDM)で，耐性菌リスクまたは重症の場合にのみIPM/CSやMEPMなどのカルバペネム系抗菌薬の使用が推奨されています[12]。不必要に広域スペクトラムの抗菌薬を使用し，薬剤耐性菌を増やしてしまわないように配慮しないといけませんね。

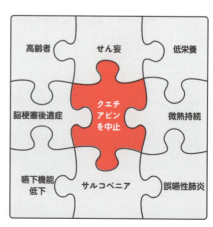

164

肺炎

a 71歳，男性，肺炎球菌性肺炎の症例のCT画像

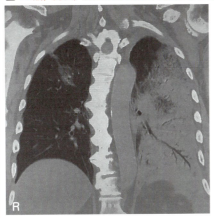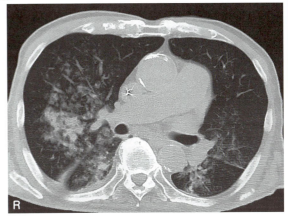

大葉性肺炎が認められる。ABPC/SBTの投与で軽快した

b 87歳，男性，非定型肺炎または好酸球性肺炎疑いの症例のCT画像

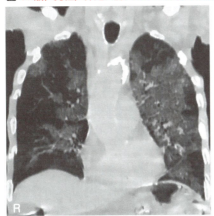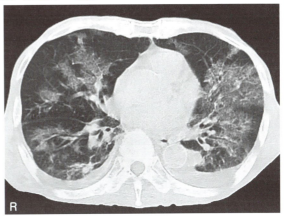

末梢の気管支周辺に，所によっては斑状にすりガラス様の陰影が認められる

c 89歳，男性，新型コロナウイルス肺炎の症例のCT画像

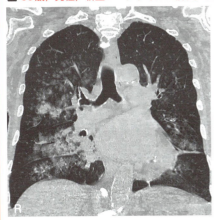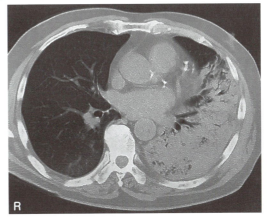

気管支周囲にすりガラス様の陰影が認められる

図7 さまざまな肺炎のCT画像

なぜ誤嚥してしまうのか？

　この症例は，なぜ誤嚥性肺炎を発症してしまったのでしょうか？　その原因を突きとめて対処しない限り，繰り返し誤嚥性肺炎を発症し，徐々に衰弱してしまう可能性があります。

(1)食道裂孔ヘルニアによる可能性

　成人肺炎診療ガイドラインに『誤嚥のリスク因子』という表が掲載されています(表1)[13]。そのなかに，「胃食道機能不全－胃食道逆流」という記載があります。この症例では，腹部CT画像で，食道裂孔ヘルニアを認めました。食道裂孔ヘルニアを発症すると，胃食道逆流による肺炎を発症しやすくなることが知られています。

　胃と食道の接合部の角度をHIS（ヒス）角といいます。正常のHIS角は鋭角で，胃内からの逆流を防止する「弁の働き」をしていますが，食道裂孔ヘルニアを発症すると，HIS角が開大し，逆流防止弁の働きが弱くなります。また，胃食道接合部の下部食道括約筋の機能も低下し，胃内容物が食道に逆流しやすくなります(図8)[13]。

▶ 今回の症例との関連は…

　では食道裂孔ヘルニアは，今回の誤嚥性肺炎の発症に影響があったのでしょうか？　みなさんはどう思いますか？　ワタクシは，今回の誤嚥性肺炎の直接の原因ではない可能性が高いと思っています。

表1　誤嚥のリスク因子

原　因	病　態
嚥下機能低下	意識障害 全身衰弱，長期臥床 脳血管障害 慢性神経疾患（認知症，パーキンソン病など） 医原性（気管切開チューブ留置，経腸栄養，頭頸部手術，鎮静薬，睡眠薬，抗コリン薬など口内乾燥をきたす薬剤など）
胃食道機能不全	胃食道逆流 食道機能不全または狭窄 医原性（経腸栄養，胃切除など）

〔日本呼吸器学会成人肺炎診療ガイドライン2024作成委員会・編：成人肺炎診療ガイドライン2024, p23, メディカルレビュー, 2024より許諾を得て転載〕

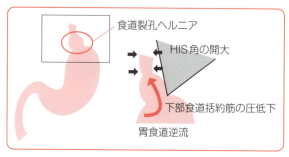

図8　食道裂孔ヘルニアによる胃食道逆流

肺炎

(2) 胃食道逆流による肺炎と誤嚥性肺炎の違い

　胃食道逆流による肺炎は，メンデルソン症候群ともよばれ，胃内容物，特に胃酸によって引き起こされる化学性肺炎と考えられています．今回の症例のような通常の誤嚥性肺炎との違いを表2にまとめます．通常の誤嚥性肺炎は，この症例のように微熱が持続したり，徐々に体温が上昇したりすることが多いのですが，胃食道逆流による肺炎は，急激に発症し，スパイク状の発熱が認められ，酸素飽和度も急速に低下します．特に，経鼻胃管や胃瘻などから経腸栄養を行う症例で，胃食道逆流による肺炎を繰り返すことが多いといわれています．誤嚥は誤嚥でも，今回の症例の誤嚥性肺炎と，胃食道逆流による肺炎はまったく違う病態なのです．

(3) 薬剤による可能性

　『誤嚥のリスク因子』(表1)で，もう一つ気になる記載があります．それは，「鎮静薬・睡眠薬・抗コリン薬など口内乾燥をきたす薬剤」です．今回気づいていただきたかったのは，実はここです．

▶ 今回の症例との関連は…

　今回，せん妄のためクエチアピンが投与されていました．クエチアピンの有害反応の一つが，錐体外路症状です．この症例は，もともとの脳梗塞後遺症に加え，クエチアピンにより嚥下機能がさらに増悪していた可能性が高いため，クエチアピンを中止または減量してみる必要があります．したがって，ワタクシの選んだピースは**Ⓑクエチアピンを中止**　です．クエチアピンやリスペリドンなどの薬剤は，統合失調症のほか，せん妄や認知症の不穏などに対しても使用されることがありますが，嚥下機能を低下させ，誤嚥性肺炎を発症させることがあることに注意して使用することが大切です．

表2　通常の誤嚥性肺炎と胃食道逆流による肺炎

	通常の誤嚥性肺炎	胃食道逆流による肺炎（メンデルソン症候群）
発症機序	細菌感染	胃内容物による化学性肺炎
発症のタイミング	誤嚥後数時間〜数日	誤嚥後数時間以内
	緩徐に発症	急激に発症
	持続する発熱	スパイク状の発熱
誤嚥の状況	顕性誤嚥・不顕性誤嚥	胃内容物の大量誤嚥
	少量の誤嚥でも発症	―
症例の特徴	経口摂取訓練中，経腸栄養中	経腸栄養の症例に多い
治療	抗菌薬	呼吸管理，全身管理
		必要に応じて抗菌薬
		ステロイドが奏効する場合もあるが，推奨されていない
予後	さまざま	死亡率が高い（20〜30％）

▶ **食事を中止し，輸液を開始することのリスク**

🅐食事を中止し，輸液　を選択した場合，いったんは解熱するかもしれません。ただ，嚥下機能が改善しない限り，根本的な解決にならないばかりか，むしろ廃用によって，さらに嚥下機能を低下させてしまう可能性があるので，適切とはいえませんね。

誤嚥性肺炎を防ぐためには，多職種によるケアが必要

食物をきちんと咀嚼して，嚥下する機能を評価する方法を**表3**にまとめます。口腔の総合的な評価には，OHAT（oral health assessment tool）[14),15)]や改定口腔アセスメントガイド（revised oral assessment guide：ROAG）などが使用されます。

(1)オーラル・フレイルの評価

口腔機能の低下は，オーラル・フレイルとよばれています[16)]。オーラル・フレイルの評価には，口腔内の衛生状態の評価のほか，咬合力，咀嚼力の評価，唾液分泌の評価，舌，口唇運動機能の評価などが行われます。舌，口唇運動機能の巧緻性は，オーラル・ディアドコキネシス（oral diadochokinesis）といい，「パ」，「タ」，「カ」の発音をどのくらい速く繰り返せるかで評価します。

(2)嚥下機能のスクリーニング・評価

嚥下障害のスクリーニングとして，EAT-10という質問紙表が作成され，国際的に使用されています[17)]。これは，きわめて軽度の嚥下障害をみつけるためのスクリーニングです。

嚥下機能の評価には，反復唾液嚥下テスト（repetitive saliva swallowing test：RSST），改訂水飲みテスト（modified water swallow test：MWST），スライス状のゼリーなどを嚥下できるかを確認するフードテスト（food test：FT）などがあります。そのほか，話し方などから，嗄声の有無や唾液の嚥下の有無，構音障害の有無を確認することで，嚥下機能をある程度推察することができます。うがいの音に似たガラガラ声（gargling voice）は，湿性嗄声といわれ，声帯～喉頭前庭に唾液や痰などの液体が貯留していることを示しています。このような症例では，食物の咽頭での貯留や誤嚥の危険性が考えられます。

誤嚥の危険性のある症例では，食事中，頸部聴診による誤嚥の有無の確認，動脈血酸素飽和度のモニターを行います。聴診で嚥下時にボコボコといった泡沫音やむせによる喀出音，嚥下のあと，うがいの音に似たガラガラ，ゴロゴロという音やむせに

表3　咀嚼・嚥下機能の評価

- 口腔の総合的評価（OHAT，ROAG など）
- 咬合力，咀嚼力の評価
- 唾液分泌の評価
- 舌，口唇運動機能の評価（オーラルディアドコキネシスなど）
- 嚥下障害のスクリーニング（EAT-10 など）
- 嚥下機能の評価〔反復唾液嚥下テスト（RSST），改訂水飲みテスト（MWST），フードテスト（FT）〕
- 頸部聴診
- VF（嚥下造影検査），VE（嚥下内視鏡検査）

〔吉田貞夫：高齢者を低栄養にしない20のアプローチ MNAで早期発見 事例でわかる基本と疾患別の対応ポイント. メディカ出版, 2017を参考に作成〕

よる喀出音,喘鳴などが聞こえるときは,誤嚥が強く疑われます[6]。

薬剤師のみなさんが,直接,嚥下機能の評価に携わる機会は少ないかもしれません。しかし,ケア会議などで,嚥下機能の評価結果について検討する場面に遭遇することはあるかもしれません。そうした際には,今回の症例や解説をぜひ参考にしていただければと思います。近年,「食支援」という言葉が盛んに使われるようになりました。誤嚥性肺炎を発症することなく,安全に食事を継続してもらうために,多職種による支援が求められています。誤嚥性肺炎の予防には,医師,看護師,薬剤師,管理栄養士のほか,言語聴覚士,理学療法士,作業療法士,歯科医師,歯科衛生士,介護士など多くの職種の協力が必要です。そのなかで,今回の症例での検討のように,抗菌薬の選択や薬剤の有害反応の防止など,薬剤師のみなさんだからこそ提案できることも少なからずあると思います。ぜひ,これまで培ったノウハウを活かして,誤嚥性肺炎のリスクのある症例への支援に積極的に参加してみてください。

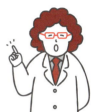

文献

1) 厚生労働省:平成28年(2016)人口動態統計の年間推計(https://www.mhlw.go.jp/toukei/saikin/hw/jinkou/suikei16/dl/2016suikei.pdf)(2024年11月アクセス)
2) 厚生労働省:令和4年(2022)人口動態統計月報年計(概数)の概況 結果の概要(https://www.mhlw.go.jp/toukei/saikin/hw/jinkou/geppo/nengai22/dl/kekka.pdf)(2024年11月アクセス)
3) e-Stat政府統計の総合窓口:統計表・グラフ表示 死因(死因簡単分類)別にみた性・年次別死亡数及び死亡率(人口10万対)(https://www.e-stat.go.jp/dbview?sid=0003411657)(2024年11月アクセス)
4) Barazzoni R, et al:Guidance for assessment of the muscle mass phenotypic criterion for the Global Leadership Initiative on Malnutrition (GLIM) diagnosis of malnutrition. Clin Nutr, 41:1425-1433, 2022
5) Compher C, et al:Guidance for assessment of the muscle mass phenotypic criterion for the Global Leadership Initiative on Malnutrition diagnosis of malnutrition. JPEN J Parenter Enteral Nutr, 46:1232-1242, 2022
6) 吉田貞夫・編著:高齢者を低栄養にしない20のアプローチ MNAで早期発見 事例でわかる基本と疾患別の対応ポイント. メディカ出版, 2017
7) Cederholm T, et al:GLIM criteria for the diagnosis of malnutrition? a consensus report from the global clinical nutrition community. Clin Nutr, 38:1-9, 2019
8) 吉田貞夫:国際標準の低栄養診断「GLIM(グリム)基準」とは? ナースマガジン, 39:14, 2022
9) 吉田貞夫:実際にGLIM基準の診断をやってみよう! ナースマガジン, 40:26, 2022
10) Yoshida S, et al:Assessment of sarcopenia and malnutrition using estimated GFR ratio (eGFRcys/eGFR) in hospitalised adult patients. Clin Nutr ESPEN, 48:456-463, 2022
11) 吉田貞夫:クレアチニン,シスタチンCによる腎機能評価の特性を応用した骨格筋量評価の試み. 臨床栄養, 142:484-487, 2023
12) JAID/JSC感染症治療ガイド・ガイドライン作成委員会・編:JAID/JSC感染症治療ガイド2023. 日本感染症学会・日本化学療法学会, 2023
13) 日本呼吸器学会成人肺炎診療ガイドライン2024作成委員会・編:成人肺炎診療ガイドライン2024. 日本呼吸器学会, 2024
14) Chalmers JM, et al:The oral health assessment tool--validity and reliability. Aust Dent J, 50:191-199, 2005
15) 松尾浩一郎, 他:口腔アセスメントシートOral Health Assessment Tool日本語版(OHAT-J)の作成と信頼性,妥当性の検討. 日本障害者歯科学会雑誌, 37:1-7, 2016
16) 水口俊介, 他:高齢期における口腔機能低下―学会見解論文2016年度版. 老年歯科医学, 31:81-99, 2016
17) Belafsky PC, et al:Validity and reliability of the Eating Assessment Tool (EAT-10). Ann Otol Rhinol Laryngol, 117:919-924, 2008

第3章 | パズルで紐解く病態別栄養療法

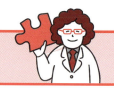

11 心不全の低栄養に適切に対応するためのピースはどれ？

肺炎の回の冒頭で，日本人の主な死因について取り上げましたが，それによれば，心疾患は死因の第2位，全体の14.8％でした[1]。心疾患による死亡のうち，約4割が心不全，約3割が急性心筋梗塞などの虚血性心疾患です。心不全患者の死亡率は3～5年で40～50％と考えられており，極めて予後が不良です。心不全患者の在院死亡率は約8～9％という報告もあります[2]。今回は，心不全の症例に適切に対応するためのポイントについて考えてみましょう。

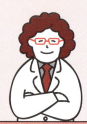

症例

83歳，男性
【診断】うっ血性心不全
【既往歴】高血圧症，2型糖尿病，慢性腎臓病（CKD）
【現病歴】

体重増加，浮腫を主訴に受診。もともとの体重は52kg前後であったが，6週間ほど前より増加して，かかりつけ医によりフロセミド20mg/日が追加されたが，増加傾向が続いた。受診時の体重は59.9kgだった（図1）。倦怠感が強く，食事やトイレなどで離床する際にも，息切れが認められるようになった。

【身体所見】（↑：基準値に比較し上昇，↓：基準値に比較し低下）

身長 159.0cm，体重 59.9kg，BMI 23.7kg/m²，平常時体重 52.0kg，体重減少 なし，体温 36.3℃，血圧 138/74mmHg，脈拍 83回/分，動脈血酸素飽和度（パルスオキシメータ）98％，貧血 なし，下腹部～下肢に著明な浮腫，黄疸 なし，心雑音 なし，呼吸音 清，腹部圧痛 なし，筋性防御 なし

四肢骨格筋指数（SMI）4.8kg/m² ↓（男性のカットオフ値 7.0kg/m²未満），
ふくらはぎ周囲長 34.0cm（男性のカットオフ値 33cm未満[3], [4]），
握力（右）17.9kg↓，（左）16.7kg↓

心不全

【検査所見】（↑：基準値に比較し上昇，↓：基準値に比較し低下）

白血球数 6,200/mm³，総リンパ球数 830/mm³↓，血小板数 16.1万/mm³
Hb 13.7g/dL，CRP 0.5mg/dL以下，Alb 3.2g/dL↓，AST 16U/L，ALT 17U/L，ALP 8U/L，BUN 21.0mg/dL↑，Cre 1.12mg/dL↑，eGFR 48.2mL/min/1.73m²↓，血清シスタチンC 1.70mg/dL↑，eGFRcys 34.4mL/min/1.73m²↓，Na 137mEq/L，K 3.5mEq/L，Cl 100mEq/L，Ca 9.2mg/dL（Alb値で補正後），Mg 2.3mg/dL，無機リン 3.2mg/dL，亜鉛 93μg/dL，空腹時血糖 117mg/dL，HbA1c 6.5%↑，NT-proBNP 5,130pg/mL↑，LDL-C 72mg/dL，HDL-C 52mg/dL，TG 80mg/dL，FT₄ 1.60ng/dL，TSH 2.21μIU/mL，尿蛋白（−），尿糖（−）

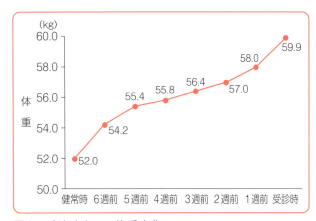
図1 受診時までの体重変化

【画像所見】
胸部X線画像（図2）では，心陰影は拡大。軽度の肺うっ血像。CT画像（図3）で，両側に胸水が貯留。下大静脈の拡張を認めた。皮下組織に著明な浮腫が認められた。

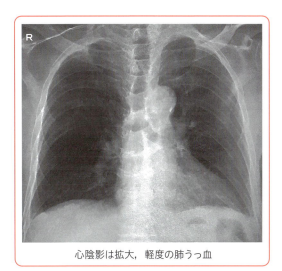
心陰影は拡大，軽度の肺うっ血
図2 胸部X線画像

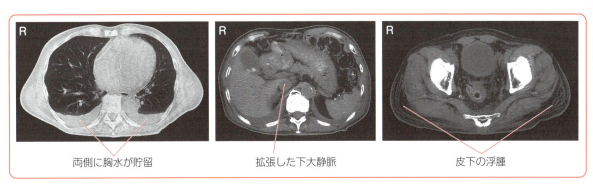
両側に胸水が貯留　　拡張した下大静脈　　皮下の浮腫
図3 CT画像

【心電図（図4）】1度房室ブロック，完全右脚ブロック

【心エコー】

LVEF 66%（Teichholz法）

大動脈弁，僧帽弁，三尖弁とも逆流は軽度，狭窄はなし，S字状中隔

AV Vmax 1.98m/s,

AV meanPG 8.8mmHg, SVI 50.3mL/m²

【栄養アセスメント・診断結果】
- 主観的包括的評価（SGA）：高度の低栄養
- MNA-SF[5] ：10点（低栄養の恐れあり）
- GLIM（図5）[6)-8)] ：重度の低栄養（重度の骨格筋量減少）

【処方内容】
- リナグリプチン錠5mg　　　　　　1回1錠　1日1回　朝食後
- プラバスタチン錠10mg　　　　　　1回1錠　1日1回　朝食後
- ビソプロロールフマル酸塩錠0.625mg　1回1錠　1日1回　朝食後
- フロセミド錠20mg　　　　　　　　1回1錠　1日1回　朝食後
- トルバプタン錠7.5mg　　　　　　　1回1錠　1日1回　朝食後
- スピロノラクトン錠25mg　　　　　1回1錠　1日1回　朝食後
- サクビトリルバルサルタン錠50mg　1回1錠　1日2回　朝夕食後

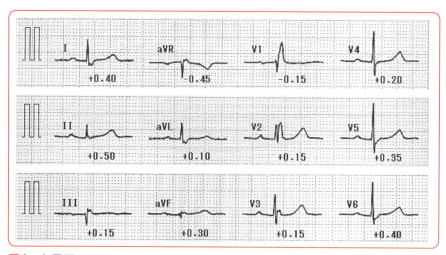

図4　心電図

心不全

表現型	病因
意図しない体重減少 □ 6カ月以内に5%以上の体重減少 □ 6カ月以上で10%以上の体重減少 低BMI（アジア人） □ 18.5未満（70歳未満） □ 20未満（70歳以上） 筋肉量減少 ☑ BIAによるSMIで男性7.0kg/m²未満 　　　　　　女性5.7kg/m²未満	食事摂取量減少/消化吸収能低下 □ エネルギー必要量の50%以下が1週間以上 □ 食事摂取量の低下が2週間以上 □ 消化吸収障害, 慢性的な消化器症状 疾患による炎症 □ 急性疾患/外傷などによる侵襲 ☑ 慢性疾患
☑ 上記の一つ以上が該当	☑ 上記の一つ以上が該当

かつ

↓
☑ 低栄養状態
↓
重症度の確認

	体重減少	低BMI	筋肉量減少
中等症	□ 過去6カ月以内で5〜10% □ 過去6カ月以上で10〜20%	—	□ 軽度〜中等度の減少
重症	□ 過去6カ月以内で10%以上 □ 過去6カ月以上で20%以上	□ 18.5未満（70歳未満） □ 20未満（70歳以上）	☑ 重度の減少

↓
☑ 重度の低栄養

図5 GLIMによる低栄養診断の結果

問題点をみつけるヒント

▶ 体重増加・心不全の増悪の原因は？

この症例は，徐々に体重が増加し，心不全による症状が増悪していると考えられます。NT-proBNPも5,130pg/mLと上昇しています。食事，トイレなどの日常的な身体活動でも息切れが生じているとのことですので，NYHA心機能分類では，Ⅲ〜Ⅳに該当します。しかし，心エコーの結果では，左室駆出率（left ventricular ejection fraction：LVEF）は66%と正常範囲内で，弁の異常も認めませんでした。つまり，LVEFの保たれた心不全（heart failure with preserved ejection fraction：HFpEF）と考えられます。

心エコーで，心室中隔の上部が左室内に突出するS字状中隔が認められましたが，AV Vmax（大動脈弁最大血流速度），AV meanPG（大動脈弁通過平均圧較差），SVI（1回心拍出量係数）などのデータをみると，左室流出路には循環動態に影響を与える異常はないようです。

体液の貯留により，全身に浮腫が認められ，肺うっ血や胸水の貯留も認めます。肺うっ血や胸水貯留が，息切れ，呼吸困難といった症状を起こしやすくしている可能性があります。

血液検査では，電解質異常や低リン血症も認めず，心不全の原因を示唆する所見はないようです。

栄養アセスメントでは低栄養と判定されました。総リンパ球数が830/mm³と低下している

のは，低栄養による影響とも考えられます．倦怠感が強く，食欲が低下，食事摂取量も十分ではないようです．サルコペニアも進行しているようです．

主治医も病棟スタッフも，体重の増加が続き，心不全症状も増悪していることへの対応に苦慮しているようです．ぜひ，みなさんのお知恵を貸してください．

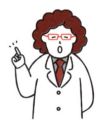

症例の問題点
- 浮腫，体液貯留
- 肺うっ血，胸水
- 呼吸困難
- 倦怠感
- 塩分制限
- 食欲不振
- 低栄養
- サルコペニア

🧩 心不全

栄養療法のパズルクイズ

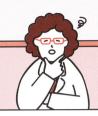

　それでは，先ほど挙げた今回の症例における栄養療法の考慮すべき問題点をピースに喩え，パズルを完成させましょう。周囲8ピースに本症例での問題点をはめ込みました。

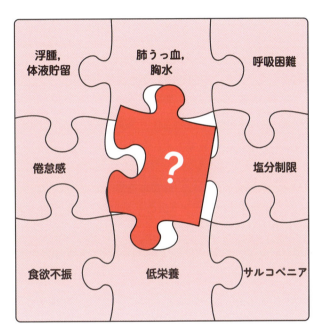

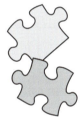

Q この8ピースの問題点に対応し，心不全の症例に対応するための一手を考えたとき，🧩のピースとして<u>当てはまらない</u>選択肢は何でしょう？ 最も当てはまらないと思われるピースを，下の4つから選んでください。

- Ⓐ SGLT2阻害薬の追加を検討する
- Ⓑ ナトリウムの摂取量を食塩で3g/日未満に減量する
- Ⓒ たんぱく質を60g（1.2g/kg程度）以上摂取できるよう工夫する
- Ⓓ エネルギーを1,300kcal（25kcal/kg）以上摂取できるよう工夫する

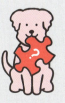

Dr.吉田の選んだピースはこれ！

この症例で当てはまらないピースは…

B ナトリウムの摂取量を食塩で3g/日未満に減量する

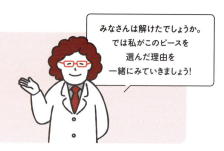

みなさんは解けたでしょうか。では私がこのピースを選んだ理由を一緒にみていきましょう！

 パズルの解き方

HFpEFの治療

　心不全のうち，LVEFが50％以上である場合，HFpEFと診断されます。日本人の調査では，心不全の約半数がHFpEFで，近年，増加傾向がみられるようです[9)-11)]。

　HFpEFの治療は，まず利尿薬の投与から開始します[9)]。フロセミド，アゾセミド，トルバプタンなどが使用されます。ミネラルコルチコイド受容体拮抗薬が使用されることもあります。この症例では，これまでの経過で，フロセミド，トルバプタン，スピロノラクトンの3剤が使用されています。

　βブロッカーがHFpEFの予後を改善し，死亡率を低下させるというシステマティック・レビューがあり[9),12),13)]，この症例でも，ビソプロロールフマル酸塩が投与されています。

　近年，サクビトリルバルサルタン（アンジオテンシン受容体ネプリライシン阻害薬：ARNI）が心不全の治療に使用されるようになりました。この症例でも使用されていますが，HFpEFの症例におけるARB単独投与と比較した優位性については今後の検討が必要と考えられています[10),14)]。

　SGLT2阻害薬であるダパグリフロジンとエンパグリフロジンは，もともと2型糖尿病の治療薬として開発されましたが，近年，2型糖尿病を合併している，していないにかかわらず，HFpEF患者の心不全イベントを抑制する効果が報告されています[10),15),16)]。したがって，**Ⓐ SGLT2阻害薬の追加を検討する** は適切な選択といえますね。

　今回の症例は，SGLT2阻害薬の追加や利尿薬の増量により，心不全症状が改善し，浮腫も軽減し，胸水もほぼ消失しました**（図6）**。

　心不全が増悪する原因には，心筋虚血，高血圧，高血糖など，さまざまな原因があります。HFpEFの治療では，心不全が増悪する原因疾患の治療も重要だと考えられています。しかし，この症例では，心電図上，虚血の変化は認められず，心エコーの結果を詳しくみても，左室拡張機能障害を示す所見もなく，血圧や血糖のコントロールも問題なかったため，なぜ心不全が増悪し，体重が増

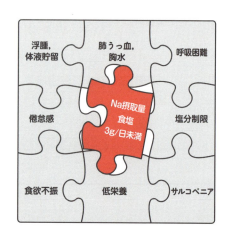

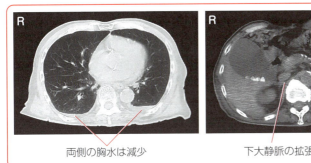 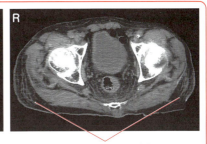

両側の胸水は減少　　　　下大静脈の拡張は改善　　　　皮下の浮腫はやや改善

図6　治療後のCT画像

加したのかについては不明のままでした。

心不全患者の低栄養と予後

　以前より，心不全患者では低栄養のリスクが高く，低栄養は死亡リスクと関連するという報告が複数ありました[17]。近年，HFpEF患者の42％が低栄養で，低栄養は入院，死亡の独立したリスク因子であるという研究結果も報告されました[18]。HFpEFの症例でも，低栄養を防止することが重要なようです。

　ただ，低栄養の心不全患者に栄養サポートを行うことで予後が改善するかどうかについては，確立されたコンセンサスはありません。しかし，エビデンスレベルは高くないものの，適切な量のエネルギー，たんぱく質を摂取することで，入院，死亡のリスクが減少したという報告があります[19]。また，経口補助食品（oral nutritional supplements：ONS）を使用し，エネルギー600kcal，たんぱく質20gを摂取することで，QOLが改善したという報告もあります[20]。HFpEFの症例に限定して栄養サポートを行った報告はまだありません。

　今回の症例は，低栄養で，サルコペニアも進行しています。心不全の治療が成功したとしても，その後，著しくADLが低下する恐れがあります。本人に負担をかけることなく適切なエネルギー量，たんぱく質量を摂取できるよう，経口補助食品（oral nutritional supplements：ONS）を追加する，粉末たんぱく質や中鎖脂肪酸トリグリセリド（medium chain triglyceride：MCT）などを追加するといった工夫を検討してもよいのではないでしょうか？ということで，❸たんぱく質を60g（1.2g/kg程度）以上摂取できるよう工夫する　と，❹エネルギーを1,300kcal（25kcal/kg）以上摂取できるよう工夫する　は，適切な選択であると思います。

　近年，コエンザイムQ10が心不全患者のLVEFを改善し，死亡リスクを低下させる可能性があることが報告されています[21]。

　そしてもう一つご紹介したいのが，地中海式ダイエットです。肉はやや少なめに，野菜や果物，オリーブオイル，乳製品，魚などを多めに摂取する地中海式ダイエットが，心不全の発症リスクを軽減するという報告があります[22]。

過度の減塩は行わない

　かつて，米国のACCF/AHAのガイドラインで，重症心不全の症例には，ナトリウムの摂取を食塩で3g/日未満に制限することも推奨されていたようです。食塩3g/日未満の食事というと，食事の味付けは，驚くほどの薄味となります。食べることのできる食材も限られてしまいます。近年の研究[23]では，減塩を行い，NYHA心機能分類におけるクラスが改善したという報告と，改善が得られなかったという報告があることから，過度な減塩は行わないことが推奨されています。日本人の減塩の目標は6g未満とされています[9),10)]。

　近年，HFpEFの症例で，減塩を行った群のほうが心不全の増悪で入院するリスクが高いという研究結果も報告されました[24)]。過度な減塩は，効果がないだけでなく，むしろ予後悪化につながる可能性もあるようです。したがって，**Ⓑナトリウムの摂取量を食塩で3g/日未満に減量する**　は適切ではないということになります。

> 心不全の治療は，広範な知識と経験が必要です。管理の難しい症例は，どうしても循環器の専門医に治療のアドバイスをいただくことになります。われわれは，内服のアドヒアランスの維持，食事や食塩の摂取量の管理，ADLの維持などを通して，治療に貢献していきたいですね。

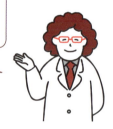

心不全

文献

1) 厚生労働省：令和4年（2022）人口動態統計月報年計（概数）の概況（https://www.mhlw.go.jp/toukei/saikin/hw/jinkou/geppo/nengai22/dL/gaikyouR4.pdf）（アクセス月：2024年11月）
2) 日本循環器学会IT/Database部会：2023年実施 循環器疾患診療実態調査（JROAD）報告書（https://www.j-circ.or.jp/jittai_chosa/media/jittai_chosa2022-2web.pdf）（アクセス月：2024年11月）
3) Barazzoni R, et al：Guidance for assessment of the muscle mass phenotypic criterion for the Global Leadership Initiative on Malnutrition (GLIM) diagnosis of malnutrition. Clin Nutr, 41：1425-1433, 2022
4) Compher C, et al：Guidance for assessment of the muscle mass phenotypic criterion for the Global Leadership Initiative on Malnutrition diagnosis of malnutrition. JPEN J Parenter Enteral Nutr, 46：1232-1242, 2022
5) 吉田貞夫・編著：高齢者を低栄養にしない20のアプローチ MNAで早期発見 事例でわかる基本と疾患別の対応ポイント．メディカ出版，2017
6) Cederholm T, et al：GLIM criteria for the diagnosis of malnutrition? a consensus report from the global clinical nutrition community. Clin Nutr, 38：1-9, 2019
7) 吉田貞夫：国際標準の低栄養診断「GLIM（グリム）基準」とは？ ナースマガジン，39：14, 2022
8) 吉田貞夫：実際にGLIM基準の診断をやってみよう！ ナースマガジン，40：26, 2022
9) 日本循環器学会/日本心不全学会：急性・慢性心不全診療ガイドライン（2017年改訂版）（https://www.mhlw.go.jp/file/05-Shingikai-10901000-Kenkoukyoku-Soumuka/0000202651.pdf）（アクセス月：2024年11月）
10) 日本循環器学会/日本心不全学会：2021年JCS/JCHSガイドライン フォーカスアップデート版 急性・慢性心不全診療（https://www.j-circ.or.jp/cms/wp-content/uploads/2021/03/JCS2021_Tsutsui.pdf）（アクセス月：2024年11月）
11) Ushigome R, et al；CHART-2 Investigators：Temporal trends in clinical characteristics, management and prognosis of patients with symptomatic heart failure in Japan -- report from the CHART Studies. Circ J, 79：2396-2407, 2015
12) Lund LH, et al：Association between use of β-blockers and outcomes in patients with heart failure and preserved ejection fraction. JAMA, 312：2008-2018, 2014
13) Wu M, et al：Association between the beta-blockers, calcium channel blockers, all-cause mortality and length of hospitalization in patients with heart failure with preserved ejection fraction：A meta-analysis of randomized controlled trials. Clin Cardiol, 46：845-852, 2023
14) Solomon SD, et al；PARAGON-HF Investigators and Committees：Angiotensin-Neprilysin Inhibition in Heart Failure with Preserved Ejection Fraction. N Engl J Med, 381：1609-1620, 2019
15) Anker SD, et al；EMPEROR-Preserved Trial Investigators：Empagliflozin in Heart Failure with a Preserved Ejection Fraction. N Engl J Med, 385：1451-1461, 2021
16) Solomon SD, et al：Baseline Characteristics of Patients With HF With MildLy Reduced and Preserved Ejection Fraction：DELIVER Trial. JACC Heart Fail, 10：184-197, 2022
17) Hu Y, et al：Prediction of all-cause mortality with malnutrition assessed by nutritional screening and assessment tools in patients with heart failure：a systematic review. Nutr Metab Cardiovasc Dis, 32：1361-1374, 2022
18) Zainul O, et al：Malnutrition in heart failure with preserved ejection fraction. J Am Geriatr Soc, 71：3367-3375, 2023
19) Bonilla-Palomas JL, et al：Nutritional Intervention in Malnourished Hospitalized Patients with Heart Failure. Arch Med Res, 47：535-540, 2016
20) Rozentryt P, et al：The effects of a high-caloric protein-rich oral nutritional supplement in patients with chronic heart failure and cachexia on quality of life, body composition, and inflammation markers：a randomized, double-blind pilot study. J Cachexia Sarcopenia Muscle, 1：35-42, 2010
21) Alarcon-Vieco E, et al：Effect of coenzyme Q10 on cardiac function and survival in heart failure：an overview of systematic reviews and meta-analyses. Food Funct, 14：6302-6311, 2023
22) Khan MS, et al：Dietary interventions and nutritional supplements for heart failure：a systematic appraisal and evidence map. Eur J Heart Fail, 23：1468-1476, 2021
23) Mahtani KR, et al：Reduced Salt Intake for Heart Failure：A Systematic Review. JAMA Intern Med, 178：1693-1700, 2018
24) Li J, et al：Salt restriction and risk of adverse outcomes in heart failure with preserved ejection fraction. Heart, 108：1377-1382, 2022

第 3 章 | パズルで紐解く病態別栄養療法

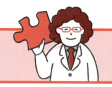

12 敗血症に適切に対応するために必要なピースはどれ？

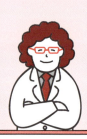

いよいよ病態別栄養療法，最後のテーマです。今回は敗血症の症例に対応するための栄養療法のポイントについて考えてみましょう。

敗血症は急速に増悪することもある重症の感染症で，死亡リスクも高く，予後は不良です。治療時には，抗菌薬による治療のみでなく，人工呼吸器などを使用することもあり，病態の変化に応じた適切な対応と合併症の予防・対策が大切です。そして栄養管理は，重度の敗血症の治療を支える重要な位置づけにあり，この分野独自の理解を深めていくことが必要です。

症例

89歳，男性
【診断】尿路感染症，敗血症
【既往歴】狭心症，慢性心不全，心房細動，慢性腎臓病（CKD）
【現病歴】
突然，嘔吐，39℃台の発熱を認め，発症直後，収縮期血圧は80mmHgまで低下した．すぐにICUへ入院となり，輸液，ノルアドレナリンの投与が開始された．尿混濁を認めたことから，尿路感染症の診断で，抗菌薬による治療が開始された．その後尿培養，血液培養より，薬剤耐性のない *Escherichia coli*（大腸菌）が検出されたため，敗血症と診断された．
【身体所見】（↑：基準値に比較し上昇，↓：基準値に比較し低下）
身長 160.0cm，体重 56.5kg，BMI 22.1kg/m²，平常時体重 56.0kg，体重減少 なし，体温 39.2℃，血圧 118/74mmHg，脈拍 108回/分，呼吸数 28回/分，動脈血酸素飽和度（パルスオキシメータ）96％，貧血 なし，下腿に浮腫，黄疸 なし，心雑音 なし，呼吸音 清，腹部圧痛 なし，筋性防御 なし
ふくらはぎ周囲長 34.0cm（男性のカットオフ値 33cm未満[1), 2)]）

敗血症

【検査所見】（↑：基準値に比較し上昇，↓：基準値に比較し低下）
白血球数 10,500/mm³↑，好中球数 9,400/mm³↑，総リンパ球数 330/mm³↓，好中球/リンパ球比（NLR）28.5↑，血小板数 14.4万/mm³↓，Hb 12.2g/dL↓，CRP 10.2mg/dL↑，Alb 2.7g/dL↓，トランスサイレチン（プレアルブミン）12mg/dL↓，T-Bil 1.1mg/dL，AST 22U/L，ALT 25U/L，ALP 105U/L，BUN 37.0mg/dL↑，Cre 1.53mg/dL↑，eGFR 33.7mL/min/1.73m²↓，シスタチンC 2.67mg/dL↑，eGFRcys 18.9mL/min/1.73m²↓，Na 134mEq/L↓，K 3.3mEq/L↓，Cl 101mEq/L，Ca 9.0mg/dL（Alb値で補正後），Mg 1.5mg/dL↓，無機リン 3.3mg/dL，乳酸 1.6mmol/L↑，空腹時血糖 124mg/dL↑，HbA1c 5.1%，NT-proBNP 5,130pg/mL↑，尿蛋白（1＋），尿糖（－），尿白血球 100/視野以上，尿細菌（2＋）

【血液ガス分析】
pO_2 63.0mmHg↓，pCO_2 30.4mmHg↓，pH 7.438，HCO_3^- 20.7mmol/L↓

【敗血症の重症度評価】
- APACHE II スコア[3]　　12点
- SOFA スコア[4]　　　　 10点

【画像所見】
胸部X線画像（図1）では，心陰影は拡大。明らかな浸潤影はない。CT画像（図2）で，胆嚢摘出術後と考えられ，総胆管の軽度の拡張が認められた。両側に多発性腎嚢胞を認めた。膀胱壁はやや肥厚しており，慢性複雑性尿路感染症の可能性が示唆された。直腸に硬い宿便を認めた。

【心電図】 心房細動

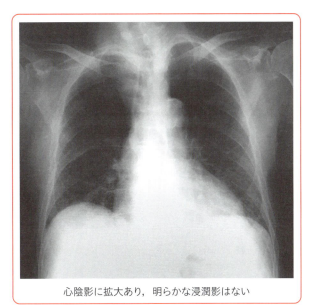
心陰影に拡大あり，明らかな浸潤影はない

図1 胸部X線画像

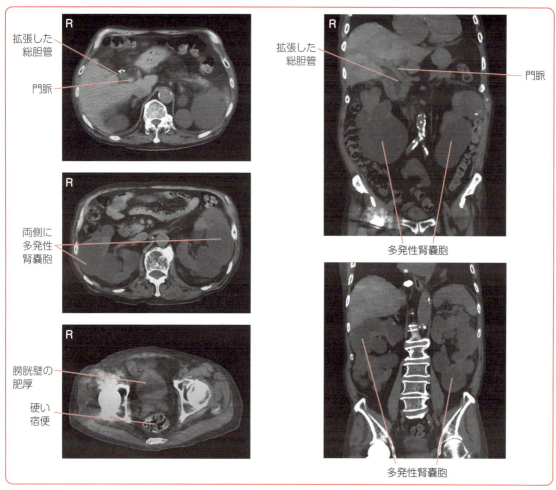

図2 CT画像

敗血症

【食事摂取状況】
発症より4日経過したが，発症後より絶食。ブドウ糖－電解質液（維持液）を1,000mL/日投与されている。

【栄養アセスメント・診断結果】
- 主観的包括的評価（SGA）：低栄養の疑い
- MNA-SF[5]　　　　　　：9点（低栄養の恐れあり）
- GLIM（図3）[6)-8)]　　：低栄養には該当しない

【処方内容】
- ビソプロロールフマル酸塩錠2.5mg　　　1回1錠　1日1回　朝食後
- ジルチアゼム錠30mg　　　　　　　　　1回1錠　1日3回　毎食後
- ワルファリン錠1mg　　　　　　　　　　1回2錠　1日1回　夕食後
- セフォチアム（CTM）静注用　　　　　　1回1g　　1日2回　静注
- ノルアドレナリン注1mg　　　　　　　　0.1μg/kg/分　　持続投与

表現型	病因
意図しない体重減少 □ 6カ月以内に5%以上の体重減少 □ 6カ月以上で10%以上の体重減少 低BMI（アジア人） □ 18.5未満（70歳未満） □ 20未満（70歳以上） 筋肉量減少 □ BIAによるSMIで男性7.0kg/m²未満 　　　　　　　　女性5.7kg/m²未満	食事摂取量減少/消化吸収能低下 □ エネルギー必要量の50%以下が1週間以上 □ 食事摂取量の低下が2週間以上 □ 消化吸収障害，慢性的な消化器症状 疾患による炎症 ☑ 急性疾患/外傷などによる侵襲 □ 慢性疾患
□ 上記の一つ以上が該当	☑ 上記の一つ以上が該当

かつ
↓
□ 低栄養状態
↓
表現型で該当するものがないため，低栄養には該当しない

図3 GLIMによる低栄養診断の結果

【入院後の経過】

発症より4日経過し，CTMの投与を継続しているが，39〜40℃の発熱が持続している。ノルアドレナリン0.05〜0.1μg/kg/分の持続投与によって，収縮期血圧は110〜120mmHg前後に維持されている。酸素1〜2L/分の投与で，パルスオキシメータによる酸素飽和度は96〜98％。血小板数は14〜18万/mm³。抗菌薬（CTM）投与を行っても解熱しないため，腎囊胞への感染を疑い，超音波検査，MRI検査が施行された。一部の腎囊胞で，超音波検査で内部に高エコーを認め**(図4 A)**，MRIの拡散強調画像で高信号を認めたため**(図4 B)**，腎囊胞への感染と診断された。抗菌薬をシプロフロキサシン（CPFX）1回400mg 1日1回静注に変更したところ，3日後に解熱した。

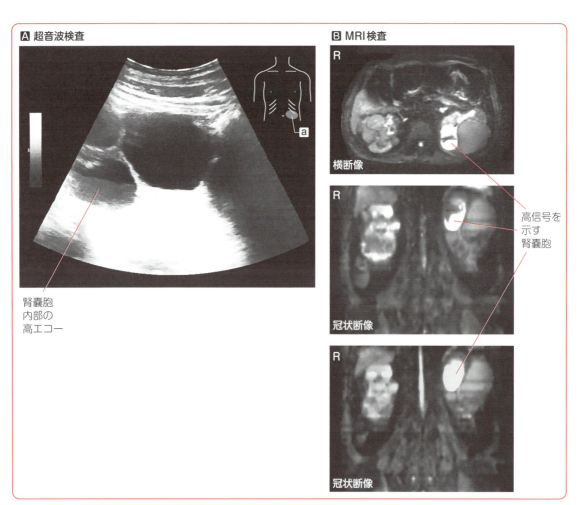

図4 超音波検査（**A**），MRI検査（**B**）画像

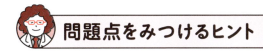

突然の嘔吐，発熱で発症した敗血症の症例で，原因は尿路感染症および腎嚢胞への感染でした。MRIの拡散強調画像は，感染した嚢胞の診断にとても有用なようです[9]。起因菌は薬剤耐性のない大腸菌で，抗菌薬，カテコールアミンの投与によりバイタルサインは維持できているようです。

▶敗血症初期×重症例における栄養評価は難しい？

この症例，SGAでは「低栄養の疑い」，MNA®-SFでは「低栄養の恐れあり」となりましたが，GLIMでは「低栄養には該当しない」と診断されました。本当に栄養状態は問題ないのでしょうか？ みなさんはどう考えますか？

▶検査値異常の原因は敗血症？低栄養？

①血清アルブミン・血清トランスサイレチン

血清アルブミン値は2.7g/dL，血清トランスサイレチン値は12mg/dLと低下していましたが，これはきっと炎症による影響だと考えられます。海外で，放射性同位元素で標識したフェニルアラニンを敗血症の症例に投与し，アルブミンの動態を調べた研究があります[10]。敗血症の症例では，血清アルブミン値は有意に低下していましたが，アルブミン合成能は健常人と差がなかったと報告されています。敗血症の症例で，血清アルブミン値が低下するのは，血管透過性の亢進により血管外に漏出してしまうことが原因で，合成能が低下しているわけではないようです。おそらく同じ理由で，血清トランスサイレチン値も低下しています。血清トランスサイレチン値の半減期はおよそ2日と考えられています。数日後の血中濃度の変化を確認する必要があるかもしれません。

②総リンパ球・好中球/リンパ球比・白血球

総リンパ球数が330/mm³と減少しています。総リンパ球数は，低栄養でも減少しますが，敗血症の症例では，リンパ球のアポトーシス，T細胞機能抑制などによって減少すると考えられています[11]。好中球/リンパ球比(neutrophil-to-lymphocyte ratio：NLR)が高い(文献によって異なりますが，おおむね4～14以上)症例は死亡リスクが高く，敗血症の予後予測に有用だというメタ解析結果も報告されています[12]。この症例も，NLRは28.5と高い値でした。白血球数は10,500/mm³で，発熱や血圧低下などの症状と比較し，それほど高くないようにみえますが，これは加齢による影響かもしれません。

③乳酸

乳酸は1.6mmol/Lと軽度の上昇が認められます。乳酸が2.0mmol/Lを超え，さらに上昇している場合は，血行動態が不安定であると考えられます。

このように，疾患の影響や全身状態，加齢などの影響で，敗血症発症初期の重症患者の低栄

養リスクは通常の方法では判断しにくいことが少なくありません。発症初期の重症患者の低栄養リスクを評価する方法については，後ほど解説します。

▶サルコペニアの進行レベルは…

重症の症例では，骨格筋量，握力，歩行速度などが測定できないことがほとんどです。したがって，サルコペニアの判定も難しい状況です。

ここで肝硬変の回（114ページ）で紹介したクレアチニンC，eGFR比（eGFRcys/eGFR）を用いた骨格筋量推定式[13), 14)]で，推定骨格筋量（eSMI）を計算してみましょう。

○ SMIの推定式

$$\begin{aligned} eSMI（男性） &= 2.3 \times eGFR比 + 4.7 \\ &= 2.3 \times (18.9 \div 33.7) + 4.7 \\ &= 6.0 kg/m^2 \end{aligned}$$

男性の骨格筋量のカットオフ値は7.0kg/m²未満ですので，サルコペニアも進行しているかもしれません。

> 敗血症の症例で血清アルブミン値が低下するのは，血管透過性の亢進で血管外に漏出してしまうことが原因。アルブミン合成能が低下しているわけではありません。

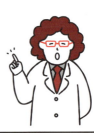

症例の問題点

- 浮腫
- 発熱，感染症（敗血症）
- 循環不全（カテコールアミン投与）
- 絶食
- 高齢
- 慢性腎臓病
- 低栄養？
- サルコペニア？

敗血症

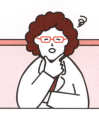

栄養療法のパズルクイズ

それでは，先ほど挙げた今回の症例における栄養療法の考慮すべき問題点をピースに喩え，パズルを完成させましょう。周囲8ピースに本症例での問題点をはめ込みました。

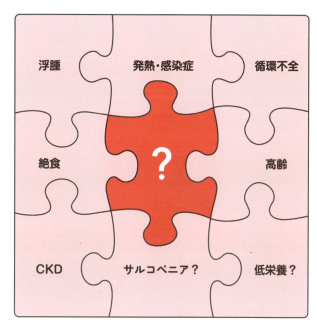

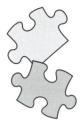

Q この8ピースの問題点に対応し，敗血症の症例に対応するための一手を考えたとき，❓に当てはまるピースは何でしょう？最もよいと思われるピースを，下の4つから選んでください。

Ⓐ 全身状態が安定するまでたんぱく質，アミノ酸の投与は控える
Ⓑ 中心静脈栄養で，2,300kcal/日（41kcal/kg），アミノ酸80g/日（1.4g/kg）を投与する
Ⓒ 経腸栄養で，2,000kcal/日（35kcal/kg），たんぱく質80g/日（1.4g/kg）を目標にする
Ⓓ 経腸栄養で，1,000kcal/日（18kcal/kg），たんぱく質50g/日（0.9g/kg）を目標にする

Dr.吉田の選んだピースはこれ！

D 経腸栄養で，1,000kcal/日（18kcal/kg），たんぱく質50g/日（0.9g/kg）を目標にする

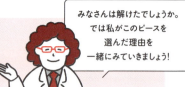

みなさんは解けたでしょうか。では私がこのピースを選んだ理由を一緒にみていきましょう！

パズルの解き方

重症患者の低栄養リスク

(1) 重症患者では治療継続中の低栄養に注意！

　重症患者は，発症時に栄養状態に問題がなくても，治療を継続していくにつれて，低栄養によるさまざまな問題が生じることが少なくありません。一例として，多発外傷や熱傷の患者さんなどのことを考えてみてください。受傷直前まで，通常の生活を送っていたわけですので，当初は体重減少も骨格筋量の減少もなく，GLIMでは低栄養には該当しませんが，治療を継続していくにつれ，体重減少や骨格筋量の低下，ADLの低下など，低栄養によるさまざまな問題が出現します。したがって，発症時，通常のアセスメントツールやGLIM基準で低栄養に該当しない場合でも，低栄養を防ぐため慎重に配慮する必要があります。

(2) 重症患者のための栄養評価ツール：NUTRICスコア，修正NUTRICスコア

　こうした重症患者の低栄養リスクを判定するために開発されたのが，NUTRICスコア，修正NUTRICスコアです。オリジナルのNUTRICスコアは，炎症の評価にIL-6を採用していましたが，IL-6の測定は一般的ではないため，IL-6を除いた項目で評価を行う修正NUTRICスコアが一般的に使用されています。

　NUTRICスコア，修正NUTRICスコアでは，低栄養リスクを判定するために，重症度評価のAPACHE Ⅱスコア[3]，臓器障害の指標になるSOFAスコア[4]をアセスメントに取り入れています。そのほか，年齢，併存疾患数，入院からICU入室までの日数をそれぞれ点数化します。修正NUTRICスコアでは，合計点が5点以上は高得点，4点以下は低得点と分類します。高得点と分類された症例は，死亡率の増加，人工呼吸器使用などの予後悪化のリスクがあり，栄養強化療法を行うことにより改善する可能性があるとされています。

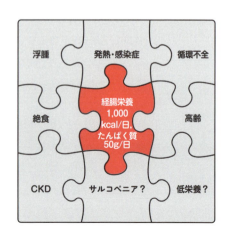

敗血症

▶今回の症例では…

今回の症例で修正NUTRICスコアを計算してみましょう。年齢は89歳，APACHE Ⅱ スコアは12点，SOFAスコアは10点，狭心症やCKDなどの併存疾患があり，発症してすぐにICUに入院しているので，合計点は5点で，高得点，死亡率の増加などの予後悪化のリスクがあり，栄養強化療法を行うことにより改善する可能性があると判定されました（図5）。発症4日目で，アミノ酸が配合されていないブドウ糖−電解質液（維持液）を1,000mL/日投与されているのは，適切ではないと思われます。したがって，❹全身状態が安定するまでたんぱく質，アミノ酸の投与は控える は誤りです。

評価項目	値の範囲	点数	今回の症例*
Age 年齢（歳）	<50	0	
	50〜<75	1	
	≧75	2	✓
APACHE Ⅱ（点）	<15	0	✓
	15〜<20	1	
	20〜<28	2	
	≧28	3	
SOFA（点）	<6	0	
	6〜<10	1	
	≧10	2	✓
併存疾患数	0〜1	0	
	≧2	1	✓
入院からICU入室までの日数	0〜<1	0	✓
	≧1	1	
合計点	—	—	5点

合計点	分類	解釈	今回の症例*
5〜9	高得点	・死亡率の増加，人工呼吸器使用などの予後悪化と関連 ・栄養強化療法により改善する可能性	✓
0〜4	低得点	・低栄養のリスクは低い	

図5 症例の修正NUTRICスコア
＊ 筆者追記
〔Critical Care Nutrition：The NUTRIC Scoreより〕

敗血症の栄養療法

敗血症の症例では，どういった投与ルートから，どのくらいのエネルギー，どのくらいのたんぱく質またはアミノ酸を投与するとよいのでしょうか？

(1)静脈栄養か経腸栄養か？

日本集中治療医学会による日本版敗血症診療ガイドライン2020[15)]・2024[16)]では，可能な限り，静脈栄養よりも経腸栄養で行うことを弱く推奨しています。経腸栄養を行うことにより，腸管の機能や腸内細菌叢のバランスを維持することができ，免疫能の低下を防ぎ，予後を改善させると考えられています。まさに，『腸を使えるときは，腸を使え！(if the gut works, use it!)』です。しかし，循環動態が不安定な症例では，虚血性腸炎などの合併症をきたす可能性があるため，静脈栄養を行うと記載されています。この症例では，カテコールアミンを投与しているものの，循環動態が安定しているということですので，経腸栄養を選択するほうがよいと考えられます。したがって，パズルの答えは，**B中心静脈栄養で，2,300kcal/日(体重1kgあたり41kcal)，アミノ酸80g/日(体重1kgあたり1.4g)を投与する**　ではなさそうです。

(2)エネルギーの投与量は？

敗血症の症例では，エネルギー投与量はどのくらいに設定すべきでしょうか？　日本版敗血症診療ガイドライン2020[15)]・2024[16)]では，投与するエネルギー量は，消費されるエネルギー量よりも少なくすることを弱く推奨しています。ヨーロッパ臨床栄養代謝学会(ESPEN)などのガイドラインでは，消費されるエネルギー量の70%程度を推奨しています[17)]。

「それでは，計算してみよう…と思ったものの，肝心な『消費されるエネルギー量』はどうやって決めるの？」と聞き返されるかもしれません。間接熱量計で測定できればいいのですが，それでも正確ではない場合もあります。さまざまなガイドラインなどをみる限り，重症患者においても，消費されるエネルギーは，現体重，あるいは，理想体重1kgあたり25～30kcalとされています。

▶ 今回の症例では…

今回のエネルギー消費量は，およそ1,400kcal/日です。消費されるエネルギーの70%とすると，投与エネルギー量は約1,000kcal/日を目標にするとよいということになります。したがって，答えは，**D経腸栄養で，1,000kcal/日(体重1kgあたり18kcal)，たんぱく質50g/日(体重1kgあたり0.9g)を目標にする**　です。

▶ 高血糖に注意

敗血症のような重症の症例では，炎症によりインスリン抵抗性が亢進していたり，糖尿病患者の血糖改善の回でご紹介した，高血糖が持続することで，インスリン分泌が低下する「糖毒性（高血糖毒性）」のため，高血糖を起こしやすい状態となっています。❻のように，2,000kcal/日（体重1kgあたり35kcal）という高エネルギー量を投与した場合，高血糖が持続し，予後が悪化する可能性があります。

▶ リフィーディング症候群とならないよう徐々に投与量を増やす

投与を行うにあたって，もう一つ注意すべきことがあります。それは長期絶食の回でご紹介した，リフィーディング症候群です。エネルギーの投与を開始することによって，細胞外液中のブドウ糖濃度が急激に増加します。このブドウ糖を，インスリンの作用を利用して細胞内に取り込む際，カリウム，リン，マグネシウムも同時に細胞内に取り込まれます[18],[19]。これにより，低カリウム血症，低リン血症，低マグネシウム血症が引き起こされます。特に低リン血症は，赤血球の酸素運搬能の低下，心機能の低下，乳酸アシドーシスなどを引き起こします。❻，❼の選択肢に「目標にする」と書いたのは，リフィーディング症候群を防ぐために，開始時は，目標の投与量の半分程度，体重1kgあたり10kcal/日から開始し，4〜7日かけて増やしていくようにするという意味でした。リフィーディング症候群は，エネルギーの投与を開始して，5日後以内に発症することが多いといわれています。エネルギーの投与を開始した後は，血清中のカリウム，リン，マグネシウムの値をモニタリングしていく必要があります。この症例でもカリウム，マグネシウムの値はすでに低下しつつあります。

(3) たんぱく質，アミノ酸投与量は？

敗血症の症例では，たんぱく質，アミノ酸の投与量はどのくらいに設定すべきでしょうか？

たんぱく質は，カラダを構成する重要な成分です。免疫などの生体機能にも重要です[20]。たんぱく質が不足すると，それを補うために，骨格筋に貯蔵されたたんぱく質が分解され利用されます。その結果，サルコペニアがさらに進行します。細胞内では，オートファジーという機構が発動されます。機能の低下した細胞内小器官（オルガネラ）や，異常たんぱく質を分解し，再利用する仕組みです。敗血症の症例でも，たんぱく質が不足すると，同様の現象が起きると考えられます。

サルコペニアの進行，生体機能の低下を防止するため，2016年の米国静脈経腸栄養学会（ASPEN）の重症患者栄養管理ガイドライン[21]では，体重1kgあたり1.2〜2.0g/日のたんぱく質，アミノ酸を摂取することが弱く推奨されていました。同じ年に発表された日本集中治療医学会による日本版重症患者の栄養療法ガイドライン[22]でも，ASPENのガイドラインにならって，体重1kgあたり1.2〜2.0g/日のたんぱく質，アミノ酸を摂取することが弱く推奨されました。しかし，その後，栄養投与開始当初から体重1kgあたり0.8g/日以上のたんぱく質，アミノ酸を摂取した群よりも，開始当初は0.8g/日未満の少なめの量で開始し，3日目以降に0.8〜1.2g/日に変更した群のほうが生存率が高かったという研究結果[23]が報告され，2023

年には，多施設RCT（EFFORT Protein）[24]で，高用量のたんぱく質，アミノ酸の投与は，生存率を有意に改善しないばかりか，急性腎障害や重度の多臓器不全の症例の死亡率を上昇させる可能性があると報告されました。日本版敗血症診療ガイドライン2020[15]・2024[16]では，体重1kgあたり1.0g/日未満とすることを弱く推奨しています。ESPENのガイドライン[17]では，体重1kgあたり1.3g/日を上限として，徐々にたんぱく質，アミノ酸の摂取量を増やすことが推奨されています。ということで，体重1kgあたり0.9g/日を目標として，開始時はその半分の0.5g/日程度とし，数日かけて徐々に増やしていくのがよいと思います。

▶ 今回の症例では…

今回は，敗血症を発症した時点で，加齢などによる影響から，すでにサルコペニアが進行していました。慢性腎臓病の回でご紹介したように，サルコペニアの進行した症例では，クレアチニンで腎機能を評価すると，実際より良い値となり，たんぱく質摂取量の設定に影響が出てしまいます。実際に，クレアチニンによるeGFRは33.7mL/min/1.73m^2（CKDステージG3b）でしたが，血清シスタチンCで評価すると，eGFRcysは18.9mL/min/1.73m^{2}で，CKDステージG4に該当します。体重1kgあたり0.9g/日の投与でも，尿素窒素の上昇などに注意し，モニタリングをしていくことが大切です。

『パズルで紐解く病態別栄養療法』，いかがだったでしょうか？　いずれの章もパズルは簡単でしたよね？？　楽しく栄養について知ってもらえるようワタクシ自身，とても張り切って書かせていただきました。日々，患者さんの診療・会話のなかで「おや？」と思ったときにこの本を参考にしていただけたら幸いです。またどこかで，みなさんに栄養の豆知識をお届けできるのを楽しみにいたしております！

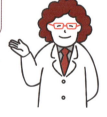

文献

1) Barazzoni R, et al：Guidance for assessment of the muscle mass phenotypic criterion for the Global Leadership Initiative on Malnutrition (GLIM) diagnosis of malnutrition. Clin Nutr, 41：1425-1433, 2022
2) Compher C, et al：Guidance for assessment of the muscle mass phenotypic criterion for the Global Leadership Initiative on Malnutrition diagnosis of malnutrition. JPEN J Parenter Enteral Nutr, 46：1232-1242, 2022
3) Knaus WA, et al：APACHE II：a severity of disease classification system. Crit Care Med, 13：818-829, 1985
4) Vincent JL, et al：Use of the SOFA score to assess the incidence of organ dysfunction/failure in intensive care units：results of a multicenter, prospective study. Crit Care Med, 26：1793-1800, 1998
5) 吉田貞夫：高齢者を低栄養にしない20のアプローチ MNAで早期発見 事例でわかる基本と疾患別の対応ポイント．メディカ出版，2017
6) Cederholm T, et al：GLIM criteria for the diagnosis of malnutrition? a consensus report from the global clinical nutrition community. Clin Nutr, 38：1-9, 2019
7) 吉田貞夫：国際標準の低栄養診断「GLIM（グリム）基準」とは？ ナースマガジン，39：14, 2022
8) 吉田貞夫：実際にGLIM基準の診断をやってみよう！ ナースマガジン，40：26, 2022
9) 加藤 秀一，他：MRI拡散強調画像が診断に有用であった多発性嚢胞腎に合併した感染性腎嚢胞の1例．日本泌尿器科学会雑誌，104：536-539, 2013
10) Omiya K, et al：Albumin and fibrinogen kinetics in sepsis：a prospective observational study. Crit Care, 25：436, 2021
11) Venet F, et al：Early assessment of leukocyte alterations at diagnosis of septic shock. Shock, 34：358-63, 2010
12) Wu H, et al：Predictive value of the neutrophil-to-lymphocyte ratio in the prognosis and risk of death for adult sepsis patients：a meta-analysis. Front Immunol, 15：1336456, 2024
13) Yoshida S, et al：Assessment of sarcopenia and malnutrition using estimated GFR ratio (eGFRcys/eGFR) in hospitalised adult patients. Clin Nutr ESPEN, 48：456-463, 2022
14) 吉田貞夫：クレアチニン，シスタチンCによる腎機能評価の特性を応用した骨格筋量評価の試み．臨床栄養，142：484-487, 2023
15) 日本集中治療医学会，他：日本版敗血症診療ガイドライン2020．日本集中治療医学会雑誌，28（Suppl）：S1-S411, 2021
16) 日本集中治療医学会，他：日本版敗血症診療ガイドライン2024．日本集中治療医学会雑誌，早期公開，2024
17) Singer P, et al：ESPEN practical and partially revised guideline：Clinical nutrition in the intensive care unit. Clin Nutr, 42：1671-1689, 2023
18) da Silva JSV, et al：ASPEN Consensus Recommendations for Refeeding Syndrome. Nutr Clin Pract, 35：178-195, 2020
19) 清水健太郎，他：極度の低栄養状態における低血糖に伴うリフィーディング症候群．学会誌JSPEN，2：95-102, 2020
20) 吉田貞夫：患者に話したくなる「たんぱく質」のすべて．メディカ出版，2024
21) McClave SA, et al：Guidelines for the Provision and Assessment of Nutrition Support Therapy in the Adult Critically Ill Patient：Society of Critical Care Medicine (SCCM) and American Society for Parenteral and Enteral Nutrition (A.S.P.E.N.). JPEN J Parenter Enteral Nutr, 40：159-211, 2016
22) 日本集中治療医学会重症患者の栄養管理ガイドライン作成委員会：日本版重症患者の栄養療法ガイドライン．日本集中治療医学会雑誌，23：185-281, 2016
23) Koekkoek WACK, et al：Timing of PROTein INtake and clinical outcomes of adult critically ill patients on prolonged mechanical VENTilation：The PROTINVENT retrospective study. Clin Nutr, 38：883-890, 2019
24) Heyland DK, et al：The effect of higher protein dosing in critically ill patients with high nutritional risk (EFFORT Protein)：an international, multicentre, pragmatic, registry-based randomised trial. Lancet, 401：568-576, 2023

索　引

英数字

A

ACE 阻害薬　46
ADH（anti diuretic hormone）83
ADL（activities of daily living）6, 53, 55, 78, 122, 177
AIDS（後天性免疫不全症候群）18
air-fluid level　129, 140
APACHE Ⅱスコア（acute physiology and chronic health evaluation Ⅱ score）23, 188
AWGS（Asian Working Group for Sarcopenia）51, 52

B

BAPEN（British Association for Parenteral and Enteral Nutrition）14
BCAA（branched chain amino acid）57, 110, 112
BUN/Cre 比　41

C

CGM（continuous glucose monitoring）138
Child-Pugh 分類　109, 115
CKD-MBD（mineral and bone disorder）75, 77
COPD（chronic obstructive pulmonary disease）57, 76, 86

D

DIPS（drug interaction probability scale）148, 149
DXA（dual-energy X-ray absorptiometry）32

E

EAT-10　168
ECW/TCW　110
ESBL（extended spectrum β-lactamase）164
eSMI　74, 114, 120, 145, 186

F

FIM（functiona lindependence measure）77
FT（food test）168

G

GLIM 基準　4, 28, 30
GOLD（Global Initiative for Chronic Obstructive Lung Disease）86, 88

H

HFpEF（heart failure with preserved ejection fraction）173, 176
HIS 角　166
HOMA-β　67

I

ICD 分類　31
IL-6　22

J

JAID/JSC 感染症治療ガイド 2023　164

L

LVEF（left ventricular ejection fraction）173, 176, 177

M

MCFA（medium chain fatty acid）57
MCT（medium chain triglyceride）93, 138, 154, 177
MMSE-J（Mini-Mental State Examination 日本版）145, 146
MNA（Mini Nutritional Assessment）4, 26, 27
MNA-SF（Mini Nutritional Assessment-Short Form）4, 11, 26, 27
MRSA（methicillin-resistant Staphylococcus aureus）157
MST（Malnutrition Screening Tool）24, 26, 27

MUST

MUST（Malnutrition Universal Screening Tool）14, 27
MWST（modified water swallow test）168

N

Naranjo adverse drug reaction probability scale　148, 149
NASH（non-alcoholic steatohepatitis）106, 114
NLR（neutrophil-to-lymphocyte ratio）185
NRS2002（Nutritional Risk Screening 2002）20, 27, 34
NUTRIC（nutrition risk in the critically ill）22, 26, 27
NYHA 心機能分類　173, 178
N-メチル-N'-ニトロ-N-ニトロソグアニジン　136

O

OHAT（oral health assessment tool）168
ONS（oral nutritional supplements）12, 56, 152
ONS パス　15

P

Payne の補正式　76
PG-SGA（Patient-Generated Subjective Global Assessment）18, 27
PTH 製剤　48, 75

R

ROAG（revised oral assessment guide）168
RSST（repetitive saliva swallowing test）168

S

SARC-CalF　51, 52
SGA（Subjective Global Assessment）4, 16
SGLT2 阻害薬　177
SIADH（syndrome of inappropriate

secretion of antidiuretic hormone) 44
SIADH の原因 83
SOFA (sequential organ failure assessment score) 22, 188
SONIC 研究 56
SSRI 83, 84

数　字

2 型糖尿病　51, 55, 62, 70, 128, 138, 157
3 号液　104
3- ヒドロキシイソ吉草酸　57, 76
5 回椅子立ち上がりテスト　52
5%ブドウ糖液　42
II 型呼吸不全　88, 92

ギリシア文字

α - グルコシダーゼ阻害薬　69, 137, 138, 140
β ブロッカー　176

和　文

あ

亜鉛　67, 68, 153
アカラシア　103
悪液質　18, 91, 149
握力　52, 54, 57, 132, 154
アスパラギン酸カリウム　46, 104
アナボリック・レジスタンス　55
アナモレリン　57
アミノ酸・糖・電解質・ビタミン B₁ 液　104, 118, 125, 150
アルカローシス　62
アルコール乱用　106
アルツハイマー型認知症　142, 145, 150, 152, 156
アルツハイマー病関連領域のエネルギー代謝　154
アルブミン合成能　185

い

胃がん術後　128, 132
意識障害　41, 80, 100, 102, 125
胃食道機能不全　166
椅子立ち上がりテスト　56

一

一般細菌検査　164
インスリン　47, 57, 62, 66, 138

う

ウイルス性肝炎　106
うつ　12, 105
うまみ　152

え

英国静脈経腸栄養学会　14
栄養強化療法　22, 23, 188
エネプリンプロテインプラス　93
エネルギー消費量　91
エネルギー代謝調節作用　154
塩化カリウム　45, 104
嚥下機能　145, 150, 152, 162, 166
嚥下機能の評価　168
塩分過多　136

お

欧州臨床栄養代謝学会　21
オオバコ　126
オートファジー　191
オーラル・ディアドコキネシス　168
オーラル・フレイル　168
オリーブオイル　93, 138

か

改定口腔アセスメントガイド　168
改訂日本版 CHS 基準　53, 54
改訂水飲みテスト　168
化学性肺炎　167
活性型ビタミン D3 製剤　75
合併症　38, 51
カテコールアミン　42, 136
カリウム欠乏量　104
カリウム保持性利尿薬　46
カルシウム受容体作動薬　76
カルバペネム系抗菌薬　164
がん　18, 21, 32, 47, 48, 149
がん患者のサルコペニア　57
簡易栄養状態評価　4, 10
肝硬変　47, 106
間食　138

き

記憶障害　106
飢餓状態　102
キクイモの食物繊維　69

基

基質特異性拡張型 β ラクタマーゼ産生グラム陰性菌　164
偽性アルドステロン症　45
偽性高カリウム血症　47
喫煙　86, 136
機能性消化管疾患　122, 123
機能的自立度評価　77
嗅覚障害　153
急性疾患の重症度　26
休薬　99
狭心症　116
筋蛋白合成　55, 57, 76

く

クエチアピン　157, 167
グルコン酸カリウム　46, 104
グルコン酸カルシウム　47
グレリン　57, 154

け

経口摂取訓練　157
経口補助食品　12, 56, 177
経口補水液　42
経腸栄養　45, 83, 139, 190
軽度認知障害　54, 152
頸部聴診　162
血管透過性　42, 185
血管内脱水　42
血漿浸透圧　79, 83, 84
血清カルシウム値の補正式　48
血清シスタチン C を用いた腎機能推算式　72
下痢　39, 41, 44, 136
幻覚・妄想　152
嫌気性菌　164

こ

抗 RANKL 抗体　48, 75
高インスリン血症　45
抗うつ薬　83, 122
高カリウム血症　46, 82
高カルシウム血症　48
後期ダンピング症候群　136, 137, 138, 139
抗菌薬　74, 116, 164, 180
口腔ケア　145
抗コリン薬　122
高脂質食　93
高次脳機能障害　63, 106
甲状腺機能低下症　44, 82, 122
口唇運動機能　168
高浸透圧高血糖症候群　62, 67

195

好中球 / リンパ球比　185
高張性脱水　42, 44, 132
高ナトリウム血症　44
抗ヒスタミン薬　136
硬便　120
高マグネシウム血症　48, 125
抗利尿ホルモン不適合分泌症候群　44, 80
高リン血症　76
コエンザイム Q10　177
誤嚥性肺炎　83, 156
誤嚥のリスク因子　166
呼吸商　92
呼吸性アシドーシス　88, 92
ココナッツオイル　93, 154
骨粗鬆症　48, 70, 76, 77, 116, 128, 142, 148
コモビディティ　53, 72, 94

さ

サイアザイド系利尿薬　83
細胞外液　82, 102
サイリウム　126
酢酸亜鉛水和物　68
左室駆出率　173
サードスペース　42
サルコペニア　26, 32, 50, 70, 88, 94, 120, 132, 145, 161, 177, 186, 192
サルコペニア診断のアルゴリズム　51, 52
サルコペニア判定のための質問表　52
サルコペニア・フレイルを合併した保存期 CKD の食事療法の提言　76
酸化マグネシウム　48, 119, 124

し

四肢骨格筋量　56
社会的フレイル　55
重症患者栄養管理ガイドライン　191
修正 NUTRIC スコア　22, 27, 188, 189
主観的包括的評価　4, 10, 18, 25
宿便　117
術後合併症　103, 136
消化管ホルモン　136, 154
静脈栄養　190
食後高血糖　139
褥瘡　18

食道裂孔ヘルニア　158, 162, 166
食物繊維　69, 126
食欲増進作用　154
除脂肪体重　57, 90, 91, 154
神経性食欲不振症　103
人工呼吸器　22, 180, 188
心不全症状　42, 100, 102, 176

す

錐体外路症状　167
推定骨格筋量　113, 186
水分過剰　42
水溶性食物繊維　137, 138

せ

生活機能障害　53
生体電気インピーダンス法　32, 108, 110
生理食塩液　42, 84, 85
セカンドミール効果　68, 69
赤血球の酸素運搬能　191
摂食・嚥下訓練　83
摂食障害　103, 142, 150
セロトニン受容体拮抗薬　136
全身倦怠感　86, 100, 106, 132, 136, 137
センノシド　123
せん妄　157, 162, 167

そ

臓器障害　22, 102
早期ダンピング症候群　136, 137
早期ダンピング症候群の判定基準　137
咀嚼・嚥下機能の評価　168

た

代謝水　39
代償性肝硬変　112
体水分均衡　110
大腸がん　122, 134
大腸菌　180
多飲　83
多職種リエゾンサービス　77
脱水　38, 41, 83, 84, 100, 126, 136, 150
脱水指標　41
脱力　41, 106, 100, 137
タバコ　86
胆汁酸トランスポーター阻害薬　125

たんぱく質摂取制限　55, 70
たんぱく質不耐症　112
ダンピング症候群　136

ち

チアミン　102, 103
地中海式ダイエット　58, 177
窒素バランス　112
中鎖脂肪酸　57, 154
中鎖脂肪酸トリグリセリド　138, 93, 154, 177
中心静脈栄養　190
中枢性塩類喪失症候群　85
長期絶食　96, 102
超速効型インスリン　139
腸内細菌　126, 190
腸閉塞　140

て

低 GI 食　69, 138, 139
低アルブミン血症　47, 75, 109
低カリウム血症　45, 82, 100, 102, 150, 191
低カルシウム血症　48
低吸収域　158
低血糖　103, 136
低張性脱水　42, 44
低ナトリウム血症　44, 78, 150
低マグネシウム血症　45, 104, 191
低リン血症　45, 100, 102, 103, 104, 173, 191
テリパラチド　70
電解質異常　120, 173
転倒・骨折　53, 57, 86

と

動悸　136
糖毒性　67
糖尿病　122, 138
糖尿病性ケトアシドーシス　46
糖尿病治療薬　139
動物性たんぱく質　56
トルバプタン　83
ドレナージ　41

に

二次性骨折予防継続管理料　77
二重エネルギーX 線吸収法　32
日常生活動作　6, 51, 78, 9
日本人の食事摂取基準（2025 年版）　82

日本人のためのフレイルの判定基準　53, 54
乳がん　134, 142
乳酸アシドーシス　103, 191
尿浸透圧　79, 84
認知機能　145
認知症の摂食障害　152
認知的フレイル　54

の

脳梗塞　106, 157
脳梗塞後遺症　96, 162

は

肺うっ血　171, 173
肺炎　56, 83, 116, 156
肺炎球菌性肺炎　165
肺がん　84, 134, 148
敗血症　180
排便困難　120, 123
排便周辺症状　123
排便中核症状　123
廃用　168
パーキンソン病　122, 123, 156
反復唾液嚥下テスト　168
皮下脂肪の減少　87

ひ

ビスホスホネート系薬　48, 75
ビタミン B_1　102, 103, 104
ビタミン D　56, 57, 94
ビタミン D 欠乏　48
必要水分量　39
肥満　15
貧困　103

ふ

不感蒸泄　38, 39, 42

ふくらはぎ周囲長　12, 32, 51, 110, 142
浮腫　17, 18, 38, 42, 76, 86, 110, 170, 173
ブドウ糖　39, 102, 104, 154
ブドウ糖－電解質液（維持液）　189
フードテスト　168
ブリストル便形状スケール　119, 120
ブリンクマン指数　86
フレイル　53, 94
プレ・フレイル　53, 54
フロセミド　83
プロバイオティクス　126
分岐鎖アミノ酸　57, 110
分食　138

へ

ヘパリン　47
ヘリコバクター・ピロリ　134, 136

ほ

飽和脂肪酸　93, 138
ホエイたんぱく質　56
歩行速度　51, 54
補助食品　139
ホルモン療法　149
マクトンゼロパウダー　93
マクトンオイル　93

ま

末梢静脈　96
慢性呼吸器疾患　32, 55
慢性腎臓病　47, 70, 86
慢性閉塞性肺疾患　57, 86
慢性便秘症　116
慢性便秘症の分類　124

み

味覚障害　152, 153
水制限　80, 83, 84
ミネラルコルチコイド　44, 82, 84
ミネラルコルチコイド受容体拮抗薬　17

め

メタボリック症候群　51
メトホルミン　68, 140
メンデルソン症候群　167

や

野菜の摂取不足　45

ゆ

幽門側胃切除術　128, 135
輸液　45, 96, 102, 116, 168

り

利尿薬　44, 45, 83, 106, 110, 150, 176
リーバクト配合顆粒　108
リフィーディング症候群　45, 102, 191
リフィーディング症候群の診断基準　103
緑膿菌　164
リン酸二カリウム　45, 102, 104

る

ループ利尿薬　47, 83

ろ

ロイシン　56, 57, 76
ロバスト　53

読者アンケートのご案内

本書に関するご意見・ご感想をお聞かせください。

下記二次元コードもしくはURLから
アンケートページにアクセスしてご回答ください
https://form.jiho.jp/questionnaire/book.html

※本アンケートの回答はパソコン・スマートフォン等からとなります。
まれに機種によってはご利用いただけない場合がございます。
※インターネット接続料、および通信料はお客様のご負担となります。

パズルで紐解く病態別栄養療法

定価　本体3,800円（税別）

2024年12月30日　発　行

著　者　吉田　貞夫（よしだ　さだお）

発行人　武田　信

発行所　株式会社　じほう
　　　　101-8421　東京都千代田区神田猿楽町1-5-15（猿楽町SSビル）
　　　　振替　00190-0-900481
　　　　＜大阪支局＞
　　　　541-0044　大阪市中央区伏見町2-1-1（三井住友銀行高麗橋ビル）
　　　　お問い合わせ　https://www.jiho.co.jp/contact/

©2024　　　　　　　　　　　　　　　　　組版・印刷　永和印刷(株)
Printed in Japan

本書の複写にかかる複製，上映，譲渡，公衆送信（送信可能化を含む）の各権利は
株式会社じほうが管理の委託を受けています。

JCOPY ＜出版者著作権管理機構　委託出版物＞
本書の無断複製は著作権法上での例外を除き禁じられています。
複製される場合は，そのつど事前に，出版者著作権管理機構（電話 03-5244-5088，
FAX 03-5244-5089，e-mail：info@jcopy.or.jp）の許諾を得てください。

万一落丁，乱丁の場合は，お取替えいたします。
ISBN 978-4-8407-5625-9